Parveen Grewal
Sandeep Dhaka
Sonu Grewal

Doenças do colagénio

Parveen Grewal
Sandeep Dhaka
Sonu Grewal

Doenças do colagénio

ScienciaScripts

Cover image: www.ingimage.com

This book is a translation from the original published under ISBN 978-3-659-79640-1.

Publisher:
Sciencia Scripts
is a trademark of
Dodo Books Indian Ocean Ltd. and OmniScriptum S.R.L publishing group

120 High Road, East Finchley, London, N2 9ED, United Kingdom
Str. Armeneasca 28/1, office 1, Chisinau MD-2012, Republic of Moldova, Europe
Managing Directors: Ieva Konstantinova, Victoria Ursu
info@omniscriptum.com

Printed at: see last page
ISBN: 978-620-8-36881-4

ÍNDICE

AUTORES:

PARVEEN GREWAL

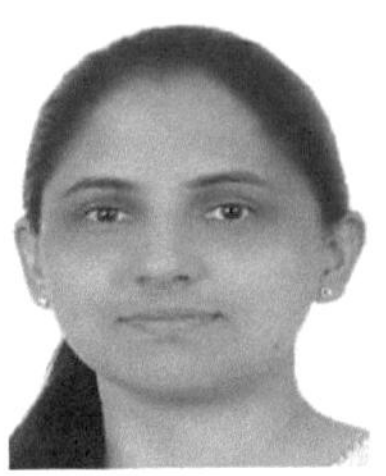

Fez o mestrado em Patologia Oral na Faculdade de Medicina Dentária e Centro de Investigação Shree Bankey Bihari, Ghaziabad (U.P). Trabalhou como cirurgiã dentária no Hospital de Base do Exército, Delhi Cantt e no Hospital R&R, Dhaula Kuan, durante 23 anos. Apresentou vários trabalhos a nível nacional. Tem também várias publicações a seu crédito. Atualmente, trabalha no departamento de Patologia Oral do Surendra Dental College & Research Institute, Shri- ganga Nagar, Rajasthan.

CO- AUTORES

SANDEEP DHAKA

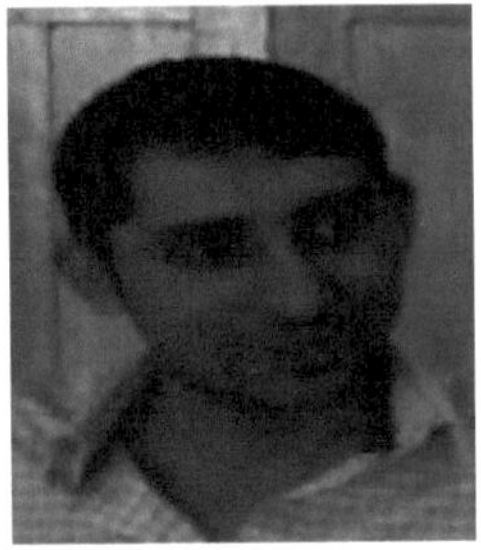

Fez o MBBS no PGI, Rohtak (Haryana). Trabalhou no Hospital Governamental de Deli, Bhawana (Deli).

Atualmente a exercer funções de oficial médico no Corpo Médico do Exército

SONU GREWAL

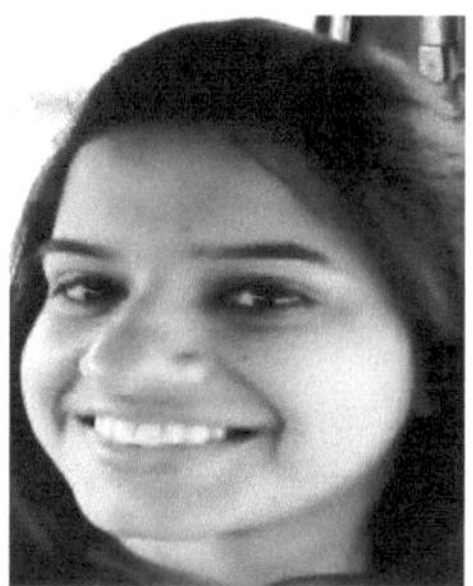

Ela fez MBBS no Instituto Saraswati de Ciências Médicas, Hapur (U.P). Trabalhou no programa Teach India durante um ano

RESUMO

O colagénio é uma molécula proteica única, triplamente helicoidal, que constitui a maior parte da matriz extracelular. É a proteína mais abundante no corpo humano, representando 30% do peso seco, e é importante para a saúde porque caracteriza a estrutura da pele, dos tecidos conjuntivos, dos tendões, dos ossos e da cartilagem. Uma vez que o colagénio constitui o bloco de construção da estrutura do corpo, qualquer defeito no colagénio resulta em perturbações

Neste livro, focámos a classificação, a patogénese das doenças do colagénio, as manifestações clínicas e orais, a histopatologia, o diagnóstico e o tratamento. Certamente, estas informações contribuirão para a compreensão de várias doenças

AGRADECIMENTO

"NÃO HÁ REINO MAIS VASTO DO QUE DEUS E NÃO HÁ VERDADE PARA ALÉM DE DEUS"

Em primeiro lugar, agradeço ao Deus Altíssimo, misericordioso e compassivo, que nos educa através dos nossos enganos e erros e que é a minha força e o meu escudo ao longo da minha vida.

Por detrás de cada trabalho ou realização há muito esforço, a maior parte do qual permanece. Esta dissertação não teria sido uma realidade sem o contributo incondicional daqueles cuja orientação e esforço serviram para lhe dar forma e estrutura. Por isso, desde já, tenho o privilégio de expressar a minha gratidão a todos aqueles sem os quais este trabalho não teria sido possível.

Aproveito este privilégio para manifestar a minha profunda gratidão ao meu estimado professor, ***Dr. K D PRASAD, Professor e Diretor do*** Departamento de Patologia e Microbiologia Oral e Maxilofacial da Faculdade de Medicina Dentária e Centro de Investigação Shree Bankey Bihari, Ghaziabad, pela sua dedicação desinteressada e pela sua orientação inspiradora.

Gostaria de estender a minha gratidão ao meu mentor, ***Dr. Vineet Gupta, Leitor,*** Departamento de Patologia e Microbiologia Oral e Maxilofacial, Shree Bankey Bihari Dental College and Research Centre, Ghaziabad, pelo seu apoio, encorajamento e orientação constantes durante todo o curso deste estudo.

Dedico o meu trabalho aos meus queridos **pais, o Coronel Ramesh Grewal** e a **Sra. Krishana Grewal,** à **minha irmã** e ao **meu marido**, sem o seu amor, apoio e encorajamento constantes, isto nunca teria sido possível.

Não tenho palavras para agradecer aos ***meus avós***, cujo apoio moral está sempre presente no percurso da minha vida, nos movimentos felizes e desanimados, nos fracassos e nos sucessos.

Dr. Parveen Grewal

INTRODUÇÃO

O colagénio constitui aproximadamente um terço das proteínas totais do corpo e as alterações na síntese ou degradação do colagénio ocorrem em quase todos os processos de doença. Há também uma série de doenças específicas do colagénio recentemente descritas, tanto no homem como nos animais domésticos .[1]

A palavra "colagénio" deriva da raiz grega "kolla" (cola) e gene, e em francês, a palavra colagénio designa os constituintes produtores de cola porque os tecidos colagénicos eram utilizados como fonte de cola e gelatina. Como grupo de proteínas, os colagénios contêm uma série de caraterísticas que os distinguem de outras moléculas da matriz .[2]

Compreende uma família de proteínas presentes na pele, osso, cartilagem, lâmina lisa e basal e proporciona rigidez, elasticidade e força. O colagénio é produzido por vários tipos de células e distingue-se pela sua composição molecular, caraterísticas morfológicas, distribuição, função e patologias .[3]

É a principal glicoproteína fibrosa presente na matriz extracelular e ajuda a manter a integridade estrutural destes tecidos. Tem uma estrutura helicoidal tripla. A superfamília s do colagénio inclui 28 tipos diferentes. Estes grupos podem também ser classificados em subtipos de acordo com as suas propriedades estruturais e funcionais. A estrutura primária da molécula de colagénio foi identificada como (Gly-X-Y)(n)[4] .

A estrutura do colagénio é frequentemente caracterizada pelo tripeptídeo Gly-Pro-Hyp. A glicina constitui um terço de todos os resíduos de aminoácidos, e a estrutura repetitiva é constituída por muitos aminoácidos. Embora esta estrutura possa teoricamente incluir mais de 400 composições diferentes, quando estas são analisadas, apenas um número limitado de diferenças pode ser determinado. A estrutura de tripla hélice é importante para algumas funções celulares, como a adesão e a ativação da matriz extracelular, e para funções enzimáticas, como a hidroxilação dos resíduos de Lys e Pro do colagénio. Embora o seu catabolismo pelas metaloproteinases da matriz não seja totalmente compreendido, é aceite que a estrutura de tripla hélice é necessária para o catabolismo tanto da molécula de colagénio como dos receptores de superfície celular dos macrófagos. O colagénio encontra-se normalmente sob a forma de fibrilas na matriz extracelular. Os colagénios que formam as fibrilas têm 300 nm de comprimento e 67 nm de diâmetro. Cada cadeia de colagénio é constituída por aproximadamente 1000 resíduos de aminoácidos. Os colagénios formadores de fibrilas são os tipos I, II, III, V e XI, e estes tipos de colagénios são os mais comuns no corpo. O colagénio tipo I é a proteína mais abundante nos seres humanos. A biossíntese do colagénio requer oito enzimas pós-traducionais específicas[5] . Assim, qualquer alteração na síntese, deposição ou renovação do colagénio conduz a uma doença do colagénio

Vários estudos provaram que as mutações que modificam a dobragem da tripla hélice resultam em doenças genéticas identificáveis. Assim, é importante compreender a síntese, a deposição, a renovação e também as perturbações associadas a defeitos estruturais e funcionais do colagénio .[6]

REVISÃO DA LITERATURA

Clough P.W et al (1955)[7] : Descrever o conceito de "doença do colagénio", ou seja, o termo doença do colagénio e a sua aceitação indiscriminada como termo com importância diagnóstica e patogenética por vários investigadores.

Rich A. e Crick F.H.C et al (1955)[8] : Mencionou a estrutura do colagénio e corrigiu a estrutura do colagénio como mencionado por Ramachandran e Kartha.

Bunim JJ e Black Roger L et al (1957)[9] : Descreve a revisão abrangente sobre as doenças do colagénio e do tecido conjuntivo.

Chazan JA, Mistilis SP et al (1963)[10] : Relataram sete pacientes observados durante um período de um ano. O diagnóstico em todos os doentes baseou-se nos sinais e sintomas clássicos do escorbuto, apoiados por um baixo nível de ascórbico no sangue. Também se discute a patogénese da hemorragia dos tecidos, da patologia dentária e das alterações capilares.

Fietzek PP, Rexrodt PW, Stark Marlies et al (1972)[11] : Estudou a sequência de aminoácidos de C2. Foi determinada exclusivamente pela aplicação da degradação automática de Edman.

Pope F.M e Nicholis N.C et al (1978)[12] : Discussão sobre anomalias hereditárias e do colagénio.

Minor Ronald R. et al (1980)[1] : Analisou os progressos ocorridos durante os últimos 10 anos na nossa compreensão do metabolismo do colagénio, tanto na saúde como na doença, e também ilustrou a importância dos modelos animais para uma grande variedade de estudos, como a regulação da síntese, deposição e remoção do colagénio como um processo essencial para a doença.

Pinnell Sheldon R. et al (1982)[13] : Descreveram várias anomalias na biossíntese do colagénio em doentes com síndrome de Ehler Danlos. Foi discutida uma mutação estrutural do colagénio, bem como um defeito enzimático pós-tradução.

Touyz LZG et al (1984)[14] : Apresenta uma revisão da função fisiológica da vitamina C e uma breve descrição das caraterísticas distintivas do escorbuto e da doença periodontal, bem como a patogénese e o diagnóstico destas duas condições e os seus diferentes tratamentos.

Youtsler D.A et al (1987)[15] : Revisão das diferentes manifestações clínicas, tratamento atual e possível tratamento conservador da síndrome de Marfan

Byers P.H, Bonadio J.F, Cohn D.H et al (1988)[16] : Estudou a base molecular da heterogeneidade clínica na OI e apresentou também uma abordagem integradora da relação entre a mutação e o genótipo

Rhodus N.L e Johnson D.K et al (1990)[17] : Estudou os sinais e sintomas orais predominantes de uma população de pacientes com LES. Dezasseis mulheres com diagnóstico de LES foram examinadas minuciosamente e preencheram um questionário sobre sintomas orais específicos. Os resultados indicaram certas manifestações orais predominantes: xerostomia, quelite angular, lábios gretados, mucosite, glossite, cáries e doença periodontal. A análise do questionário revelou as seguintes queixas subjectivas: xerostomia, problemas com cáries, doença periodontal, dificuldade em mastigar, engolir e glossodinia.

Ooshima Takashi, Abe Keiko, kohno H et al (1990)[18] : É descrito um caso de uma menina de dois anos e dois meses de idade com síndrome de Ehlers-Danlos Tipo VII. A paciente apresentava sangramento após a escovação dos dentes, e exibia microdontia e descoloração amarela dos dentes. Tinha dentes cariados, mas não apresentava doença periodontal, má cicatrização de feridas após a extração, evidências radiográficas de cálculos pulpares ou raízes malformadas. O exame microscópico de uma secção descalcificada de um dente extraído, corada com H&E, demonstrou inclusões na dentina, à volta das quais o colagénio estava ausente ou era escasso, como confirmado pela coloração de contraste com a solução de van Gieson. As secções da polpa coradas com a solução de van Gieson mostraram um padrão anormal de tecido fibroso. Além disso, a radiopacidade da dentina deste doente era significativamente mais elevada do que a da dentina de controlo.

Gingrass D et al (1993)[19] : Discutiu um caso de síndrome de Alport com doença degenerativa coincidente da articulação da ATM.

Kadler KE, Holmes DF, Trotter JA et al (1996)[20] : Reviu a origem das fibrilhas unipolares e bipolares. Também descreveu como as fibrilas maduras são montadas a partir de fibrilas iniciais.

Dalgleish Raymond et al (1997)[21] : Estudou a mutação em COL1A1 e COL2A1 que resulta em doenças do tecido conjuntivo, nomeadamente OI e EDS tipo VII A e VII B.

Hirschmann JV e Raugi GJ et al (1999)[22] : Fazer uma revisão exaustiva da história, patogénese, caraterísticas clínicas e tratamento do escorbuto nos adultos.

Manoussakis MN et al (2001)[23] : Descreveu o risco de desenvolvimento de linfoma e a taxa de mortalidade é mais elevada em doentes com síndrome de Sjogren. Deve ser instituído um acompanhamento rigoroso dos doentes com factores de prognóstico adverso, como a púrpura no caso da síndrome de Sjogren

Ottani V, Raspanti M e Ruggeri A et al (2001)[24] : Discutir a relação entre a estrutura interna das fibrilas de colagénio, o seu diâmetro, a sua disposição espacial e os requisitos funcionais que têm de suportar, e sugerir que as fibrilas de colagénio podem pertencer a duas formas diferentes indicadas como "tipo T" e "tipo C". A primeira classe, constituída por fibrilhas grandes e heterogéneas, paralelamente compactadas, sujeitas a tensão de tração ao longo do seu eixo, encontra-se em estruturas de elevada tensão, como os tendões, os ligamentos e o osso. A outra classe, constituída por fibrilhas pequenas e homogéneas, dispostas helicoidalmente, que resistem a tensões multidireccionais, está sobretudo presente em tecidos altamente flexíveis, como as paredes dos vasos sanguíneos, a pele e as bainhas nervosas.

Superti-Furga A, Bonafe Luisa e Rimoin DL et al (2001)[25] : Classificação descrita das doenças genéticas do esqueleto com base na estrutura e função dos genes e proteínas causadores. Esta classificação molecular-patogenética deverá ser útil no reconhecimento de vias metabólicas e de sinalização relevantes para o desenvolvimento do esqueleto, na indicação de genes candidatos e de possíveis alvos terapêuticos e, de um modo mais geral, na aproximação da clínica ao laboratório de ciências básicas e na promoção da investigação neste domínio.

Vlachoyiannopoulos PG et al (2001)[26] : Descreveram que a prevalência da esclerose sistémica é mais comum nos mineiros de carvão e de ouro e nos mineiros expostos a cloreto de vinilo, resinas epóxidas e hidrocarbonetos aromáticos. No entanto, estes factores não explicam o desenvolvimento espontâneo da doença, e também mencionou que as células estaminais CD34 de origem infantil foram detectadas em mulheres com ES mais frequentemente do que em mulheres normais. Para além disso, as mulheres com SSc apresentam histocompatibilidade na maioria dos loci HLA com os seus filhos.

Bolstad Anne Isine e Jonsson Roland et al (2002)[27] : Descreve os recentes avanços nas metodologias moleculares e genéticas adoptadas para compreender a síndrome de Sjogren.

Roughley P.J, Rauch F e Glorieux F.H et al (2003)[28] : As mutações descritas no gene do tipo I ocorrem devido à substituição de bases por missense envolvendo codões de glicina nos exões que codificam o domínio central predominante de formação de tripla hélice. Esta mutação pode ocorrer em todas as formas clássicas de Osteogénese imperfeita, mas o genótipo/fenótipo

As correlações são complexas e frequentemente imprevisíveis. O tratamento da OI através da terapêutica com bifosfonatos pode melhorar a massa óssea em todos os tipos da doença e, embora não seja uma cura para a doença, melhora a qualidade de vida do doente.

Gelse K, Poschi E e Aigner T et al (2003)[29] : A revisão centra-se na distribuição e função de vários tipos de colagénio em diferentes tecidos. Introduz as suas subunidades estruturais básicas e aponta os principais passos na biossíntese e no processamento supramolecular dos colagénios fibrilares como membros prototípicos desta família de proteínas.

Venkasteshwar V, Vaiya Ashima, Roy Partho e Sampat Sangeeta et al (2003)[30] : Foi relatado um caso de osteopetrose que se manifesta na primeira infância, também conhecida como osteopetrose maligna, osteopetrose autossómica recessiva com manifestação precoce.

Hudson Billy G, Tryggvason Karl, Sundramoothy Munirathinam e Neilson EG et al (2003)[31] : A revisão da membrana basal fornece pistas morfogénicas que determinam o destino das células, a polarização dos constituintes subcelulares e a localização dos receptores e transportadores celulares. As membranas basais são montadas através de um entrelaçamento de colagénio tipo IV (colagénio IV) com lamininas, nidogénio e proteoglicanos sulfatados. O colagénio IV pertence a uma família de proteínas colagénicas que tem pelo menos 25 membros distintos. Os genes COL4A1, COL4A2, COL4A3, COL4A4, COL4A5 e COL4A6, que codificam as seis cadeias de colagénio IV - a 1(IV) a 6(IV) - são expressos seletivamente em diferentes membranas em várias fases do desenvolvimento embrionário. Esta seletividade explica a localização da doença e as consequências clínicas da lesão do colagénio IV. A lesão do colagénio IV devido a uma mutação (na síndrome de Alport) ou a um ataque imunitário (na síndrome de Goodpasture) perturba a função dos epitélios aderentes e conduz a uma deficiência dos órgãos.

Mahajan Sanjay K, Sud Sumeet, Sood BR, Patial RK et al (2003)[32] : Descreve-se um caso de síndrome de Alport (SA) com disfunções progressivas nos olhos, ouvidos e rins. Tinha todos os quatro componentes de diagnóstico - história familiar, Ienticonus, surdez e nefrite. A combinação de lenti conus anterior e posterior estava presente.

Rose PS, Levy HP, Liberfarb RM et al (2005)[33] : O objetivo do estudo foi estabelecer critérios de diagnóstico para a síndrome de Stickler. Noventa pacientes de 38 famílias foram submetidos a avaliações completas para detetar uma possível síndrome de Stickler. A confirmação molecular do estatuto da mutação *COL2A1* (síndrome de Stickler tipo I) estava disponível em 25 doentes de seis famílias. Nos restantes 65 doentes, 47 de 25 famílias foram afectados pela síndrome de Stickler e 18 de sete famílias não foram afectados pela síndrome de Stickler. Uma nosologia de diagnóstico baseada em doentes com síndrome de Stickler tipo I com mutações *COL2A1* conhecidas foi aplicada a doentes clinicamente afectados e não afectados. Uma escala de diagnóstico de 9 pontos avaliou dados moleculares ou dados de história familiar e achados oculares, orofaciais, auditivos e músculo-esqueléticos caraterísticos. Uma pontuação de ≥5 foi o diagnóstico da síndrome de Stickler. Estes critérios demonstram uma sensibilidade de 100% quando aplicados a doentes com síndrome de Stickler tipo I com mutações *COL2A1* conhecidas, uma sensibilidade de 98% quando aplicados a doentes com síndrome de Stickler clinicamente afectados e uma especificidade de 86% quando aplicados a doentes não afectados com base em análises clínicas e/ou moleculares. Concluímos que os critérios de diagnóstico baseados em doentes com síndrome de Stickler de tipo I com mutações *COL2A1* confirmadas molecularmente parecem ser sensíveis e específicos para o diagnóstico desta síndrome e devem ser úteis para os clínicos aquando do diagnóstico.

Eyre D.R e Wu JJ et al (2005)[34] : Resume as direcções de investigação recentes com exemplos de avanços na compreensão de interações complexas no colagénio da cartilagem e o papel das isoformas de lisil hidroxilase na regulação da via da química das ligações cruzadas.

Sanches Karina, Queiroz AM, Freitas AC e Serranno KV et al (2005)[35] : Relata o caso de uma criança com diagnóstico de OI tipo III, avaliando a caraterística clínica observada, com ênfase nos achados craniofaciais, bucais e dentários, e descreve o atendimento odontológico prestado a este paciente com necessidades especiais.

Rangasetty UC e Karnath BM et al (2006)[36] : Revisão dos sinais clínicos associados à síndrome de Marfan e discussão dos critérios de diagnóstico e do diagnóstico diferencial.

Johnston Barrett A, Occhipinti KE, Baluch Amir e Kaye AD et al (2006)[37] : O sucesso da gestão anestésica em doentes com SDE requer a compreensão do papel do colagénio nos vários tecidos do corpo.

Masson Jessica J e Rahman Anisur et al (2006)[38] : Descreveu a revisão exaustiva sobre o LES.

Yen JL, Lin SP, Chen MR e Niu DM et al (2006)[39] : A revisão dos registos médicos identificou 16 casos de SDE durante o período de estudo, de novembro de 1997 a outubro de 2002. Foram analisados os dados destes doentes, incluindo a apresentação clínica, o exame físico, a pontuação de Beighton, o ecocardiograma, os resultados da densidade mineral óssea e a classificação clínica. Os resultados mostraram que a idade dos pacientes variou de 13 meses a 36 anos. Todos os pacientes apresentavam hiperextensibilidade da pele, hipermobilidade articular (escore de Beighton > 5 pontos) e fragilidade tecidual. Foi efectuado um estudo completo da densidade mineral óssea em 11 doentes, que revelou que todos tinham osteoporose. O estudo ecocardiográfico foi efectuado em 14 doentes e mostrou dilatação da raiz da aorta/prolapso da válvula em 6/14 (43%). Outras caraterísticas comuns da SDE tiveram a seguinte prevalência rotura prematura de membranas em 3/16 (19%); prematuridade em 3/16 (19%); hipotonia neonatal em 5/16 (31%); luxação congénita da anca em 3/16 (19%); marcha instável em 7/16 (44%); fratura(s) óssea(s) em 3/16 (19%); atraso motor em 3/16 (19%); escoliose em 3/16 (19%); baixa estatura em 7/16 (44%); e história familiar positiva em 8/16 (50%). Todos os doentes apresentavam um score de Beighton superior a 5 pontos.

Kadler K.E, Baldock C, Bella Jordi et al (2007)[40] : Descrição resumida da estrutura, composição, classificação e síntese do colagénio.

Lourenco Silvia V, Carvalho F. R. G, Boggio Paula, Sotto MN e Vilela M.A.C et al (2007)[41] : Estudados Quarenta e seis pacientes com diagnóstico confirmado de LE, apresentando lesões orais foram incluídos no estudo. As lesões da mucosa oral foram analisadas clinicamente, suas caraterísticas histopatológicas foram investigadas e a constituição do infiltrado inflamatório foi avaliada por meio de imunohistoquímica contra os seguintes grupos de diferenciação: CD3, CD4, CD8, CD20, CD68 e CD1a. Dos 46 doentes com lesões orais específicas de LE, 34 eram do sexo feminino (25 com LE cutâneo e nove com LE sistémico) e 12 do sexo masculino (11 com LE cutâneo e um com LE sistémico). Os aspectos clínicos das lesões foram variados, sendo os lábios e a mucosa bucal os locais mais afectados. Histologicamente, as lesões revelaram mucosite liquenoide com infiltrado perivascular e espessamento da membrana basal. O infiltrado inflamatório era composto predominantemente por linfócitos T do subtipo CD4, com pequena prevalência de linfócitos B, macrófagos isolados e raras células de Langerhans.

Açelya YALOVAÇ et al (2007)[4] : Revisto que as mutações que alteram a dobragem da tripla hélice resultam em doenças genéticas identificáveis, tais como: osteogénese imperfeita, Ehlers-

Síndromes de Danlos, síndrome de Alport, miopatia de Bethlem, alguns subtipos de epidermólise bolhosa, síndrome de Knobloch, algumas osteoporoses, aneurismas arteriais, osteoartrose e doenças dos discos intervertebrais

Lam D.K, Sandor George K.B, Holmes H.I et al (2007)[42] : Rever as causas, a patogénese e o diagnóstico diferencial da osteopetrose e fornecer orientações aos dentistas sobre a gestão de pacientes com osteopetrose.

Cazalet Clàudia, Sobral A, Nivse R et al (2008)43: Relatam dois casos de esclerose sistémica em pacientes com manifestações orais e faciais da doença. Também é feita uma breve revisão da literatura, com foco nas alterações deontológicas.

Parapia L.A e Jackson Carolyn et al (2008)[44] : Descreveu o aspeto histórico da SDE

Simonsen Marcello Menta, Apparecida Maria, Vilela C, Rivitti EA et al (2008)[45] : A literatura médica e dentária sobre os aspectos clínicos e histopatológicos das lesões orais de LE é revista e discutida criticamente. Estabelece-se uma correlação clínico-patológica das lesões orais (mucosite de interface - mucosite lúpica) com as lesões cutâneas (dermatite de interface - dermatite lúpica), pois estas representam as contrapartes mucosas do LE cutâneo. Discute-se a validade de termos amplamente utilizados, mas imprecisos, como "úlceras orais", "placas ulcerativas", e outros, no contexto da LE, e comenta-se a relação incerta destas alterações com a doença sistémica, com um pior desfecho.

Toygar Hilal Uslu, Toygar Okan, Guzeldemir Ersa et al (2009)[46] : Relatámos um caso para mostrar as alterações nos tecidos gengivais de um doente com EA sob terapêutica com ciclosporina-A após transplante renal e para discutir o possível papel do colagénio de tipo IV na lâmina basal gengival como uma abordagem alternativa para o diagnóstico de EA.

Margaix-Munoz Maria, Bagan JV, Poveda Rafael et al (2009)[47] : O estudo fornece uma atualização sobre a síndrome de Sjogren, colocando uma ênfase especial nas suas implicações odontológicas.

Stark Zornita e Savarirayan Ravi et al (2009)[48] : Revisão exaustiva da osteopetrose e descrição pormenorizada da patogénese molecular da osteopetrose e da importância da sua farmacoterapia

Pourshahidi S, Ekrahimi H, Zenouz AT, Tadbir AA et al (2009)[49] : Relatámos um caso de SED e discutimos a manifestação desta síndrome, especialmente a sua manifestação oral.

Sianez-Gonzâlez C, Jares RP e Alanis JC et al (2009)50: A revisão abrange aspectos da biologia molecular, apresentação clínica, diagnóstico e tratamento da epidermólise bolhosa relevantes para melhorar os cuidados prestados aos doentes afectados.

Yuan Shi-Min e Jing Hua et al (2010)[51] : Descrever uma visão geral da síndrome de Marfan como doença hereditária rara.

Fine Jo-David et al (2010)[52] : Revisão exaustiva da epidermólise bolhosa hereditária.

Singh Param pal, Kapoor Shekar e Bither Saurab et al (2011)[53] : Relatam-se dois casos de esclerose sistémica em pacientes com manifestações orais e faciais da doença. Também é apresentada uma breve revisão da literatura, com foco nas alterações deontológicas.

Bicca Eduardo, Almeida Fabiano, Pinto Giselle et al (2011)[54] : Relatar um caso de EDS clássica em paciente com manifestações orais e faciais da doença. Uma breve revisão da literatura, enfocando também o aspeto histológico e ultra estrutural.

Kakadia Nimisha e Kanaki Niranjan S et al (2011)[55] : Descrever a heterogeneidade entre as várias síndromes clínicas complica o diagnóstico da SED e torna imperativo um diagnóstico exato. É causada por várias anomalias na síntese e no metabolismo do colagénio (um componente da matriz) e de outras proteínas do tecido conjuntivo e os seus sinais variam muito em função do tipo de SED que o doente tem. Não há cura para a Síndrome de Ehlers Danlos. O tratamento é de apoio e pode ser útil uma monitorização atenta do sistema cardiovascular, fisioterapia, terapia ocupacional e instrumentos ortopédicos (por exemplo, cadeiras de rodas, aparelhos de apoio).

Sandhu Simarpreet V, Gupta Shruti, Bansal Himanta e Singla Kartesh et al (2012)[6] : A revisão destaca o papel do colagénio na saúde normal e também os distúrbios associados a defeitos funcionais estruturais no colagénio.

Jagadish Rekha, Mehta Dhoom Singh e Jagadish P et al (2012)[56] : Estudo de uma série de casos, alterações orais e periodontais significativas e tentativa de correlacionar os achados orais e sistémicos nestes pacientes, o que permite ao clínico um melhor diagnóstico e a elaboração de um plano de tratamento abrangente

FR Poornima, L Ashok e Anniger Rageshwari G et al (2013)[57] : Foi relatado um caso de uma doença rara da pele e do tecido conjuntivo multissistémica denominada esclerose sistémica progressiva numa mulher de 30 anos. A aparência facial clássica e as caraterísticas radiográficas raras, como a reabsorção óssea bilateral (irregular) do processo coronoide e a reabsorção unilateral do ramo e do ângulo da mandíbula, também são descritas.

Fortuna Giulio e Brennan MT et al (2013)[59] : A revisão abrange a Epidemiologia, a Fisiopatologia, as Manifestações e a Gestão no caso do LES.

ESTRUTURA DO COLAGÉNIO

Os colagénios são a proteína mais abundante no reino animal e encontram-se em espécies que vão desde os insectos ao homem .[2]

A palavra "colagénio" deriva da raiz grega "kolla" (cola) e gene, e em francês, a palavra colagénio designa os constituintes produtores de cola, porque os tecidos colagénicos eram utilizados como fonte de cola e gelatina. Como proteínas de grupo, os colagénios contêm uma série de caraterísticas que os distinguem de outras moléculas de matriz .[2]

As fibras de colagénio são os componentes estruturais mais abundantes do tecido conjuntivo. São flexíveis e têm uma notável resistência à tração. Ao microscópio de luz, as fibras de colagénio aparecem tipicamente como uma estrutura ondulada de largura variável e comprimento intermédio .[59]

Quando examinadas com o TEM, as fibras de colagénio aparecem como feixes de subunidades finas, semelhantes a fios. Estas subunidades são as fibrilas de colagénio. Dentro de uma fibra individual, as fibrilas de colagénio têm um diâmetro relativamente uniforme. Contudo, em diferentes locais e em diferentes fases de desenvolvimento, as fibrilas diferem em tamanho .[59]

Nos tecidos em desenvolvimento ou imaturos, a fibrila pode ter um diâmetro tão pequeno como 15 nm ou 20 nm. No tecido conjuntivo denso dos tendões ou de outros tecidos sujeitos a uma tensão considerável, podem medir até 300 nm de diâmetro .[59]

A fibrila de colagénio apresenta uma sequência de bandas transversais estreitamente espaçadas que se repetem a cada 68 nm ao longo do comprimento da fibrila. Este padrão de bandas reflecte a estrutura da subunidade da fibrila, especificamente, o tamanho e a forma da molécula de colagénio e a disposição da molécula que forma a fibrila .[59]

A molécula de colagénio mede cerca de 300 nm de comprimento por 1,5 nm de espessura, com uma cabeça e uma cauda em filas sobrepostas, com um espaço entre a molécula em cada fila e um quarto de moléculas escalonadas entre filas adjacentes. A resistência da fibrila deve-se às ligações covalentes entre as moléculas de colagénio de filas adjacentes e não à fixação da cabeça e da cauda da molécula numa fila .[59]

Uma única molécula de colagénio é constituída por três polipéptidos conhecidos como cadeia alfa. As cadeias alfa são hélices esquerdas, que se enrolam umas nas outras formando uma haste helicoidal tripla, semelhante a uma corda, com a mão direita. Dependendo do tipo de colagénio, a molécula pode ser constituída por três cadeias alfa idênticas ou por duas ou três cadeias alfa diferentes. A tripla hélice pode ser contínua ou pode ser interrompida por segmentos não colagénicos .[2]

No domínio da tripla hélice, a glicina ocupa uma em cada três posições na sequência repetitiva de aminoácidos Gly-X-Y, em que X e Y são normalmente aminoácidos que não a glicina. A glicina é essencial para a conformação da tripla hélice porque os aminoácidos maiores não cabem no centro da tripla hélice. A prolina ocupa frequentemente as posições X e Y .[2]

Os colagénios contêm dois aminoácidos únicos, a hidroxiprolina e a hidroxilisina. Nos vertebrados, estes aminoácidos estão presentes na posição Y. A molécula de colagénio é estabilizada através da formação de um número de ligações cruzadas inter e intra-moleculares derivadas da lisina .[2]

TIPOS DE COLAGÉNIO

Foram classificados 27 tipos diferentes de colagénio com base na combinação da cadeia alfa que contêm. Estes vários colagénios são classificados por números romanos de I a XXVII, de acordo com a cronologia da sua descoberta .[59]

A) Dependendo do tipo de moléculas de colagénio específicas, pode ser[59] :-

- Homotrimérico - constituído por três cadeias alfa idênticas (por exemplo, tipo II)
- Heterotrimérico - constituído por duas ou mais cadeias alfa geneticamente distintas (por exemplo, Tipo I)

B) Com base no padrão de polimerização[59] **:-**

1) **Colagénio fibrilar**: - inclui as moléculas de colagénio dos tipos I, II, III, V e XI. Estes tipos são caracterizados por repetições ininterruptas de glicina-prolina-hidroxiprolina e agregados para formar fibrilhas de 68 nm

2) **Colagénio associado a fibrilhas com hélices triplas interrompidas (FACIT')**:- Têm interrupções nas suas hélices triplas, mas conferem flexibilidade à molécula. Encontram-se associados à superfície do colagénio formador de fibrilhas. Este grupo inclui o colagénio de tipo IX, XII, XIV, XVI, XX e XXI**, por exemplo,** a molécula de colagénio de tipo IX liga-se e interage com o colagénio de tipo II na cartilagem, na intersecção da fibrila.

3) **Colagénio formador de redes hexagonais** :- Representado pelo colagénio tipo IV, VIII e X

4) **Colagénio transmembranar** :- Tipos XVII, XIII, XXIII e XXV

5) **Multiplexinas**: - Colagénio com múltiplos domínios de tripla hélice e interrupção. É constituído por colagénio do tipo XV e XVIII que residem na zona da membrana basal

C) Com base na sua distribuição nos tecidos

QUADRO 1: CLASSIFICAÇÃO DO COLAGÉNIO EM FUNÇÃO DA SUA DISTRIBUIÇÃO[29]

Tipo	Composição molecular	Distribuição dos tecidos

Colagénio formador de fibrilhas

Tipo I	$[\alpha 1(I)]_2\alpha 2(I)$	Osso, derme, tendão, ligamentos, córnea
Tipo II	$[\alpha 1(II)]_3$	Cartilagem, corpo vítreo, núcleo pulposo
Tipo III	$[\alpha 1(III)]_3$	Pele, parede dos vasos, fibras reticulares da maioria dos tecidos (pulmões, fígado, baço)
Tipo V	$[\alpha 1(V),\alpha 2(V),\alpha 3(V)]$	Distribuído uniformemente pelo estroma do tecido conjuntivo; pode estar relacionado com a rede reticular
Tipo XI	$[\alpha 1(XI),\alpha 2(XI),\alpha 3]$	Cartilagem

Colagénio FACIT'S

Tipo IX	$[\alpha 1(IX),\alpha 2(IX),\alpha 3(IX)]$	Cartilagem, humor vítreo, córnea
Tipo XII	$\alpha 1(XII)_3$	Isolado da pele e da placenta, abundante em
		o tecido em tensão mecânica é elevado
Tipo XIV	$\alpha 1(XIV)_3$	Isolado da medula óssea
Tipo XIX	$\alpha 1(XIX)_3$	Humano rabdomiossarcoma
Tipo XXI	$\alpha 1(XXI)_3$	Parede do vaso sanguíneo

Colagénio da membrana basal

Tipo IV	$[\alpha 1(\Gamma V)]_2,\alpha 2(IV)$	Membrana basal

Colagénio microfibrilar

Tipo VI	$[\alpha 1(VI),\alpha 2(VI),\alpha 3(VI)]$	Fazem parte da matriz da cartilagem imediatamente à volta dos cronócitos

Fibrilas de ancoragem

Tipo VII	$\alpha 1(VII)_3$	Fibrilas de ancoragem da pele, olho, útero e esófago

Colagénio formador de uma rede hexagonal

Tipo VIII	$[\alpha 1(VIII)]_2,\alpha 2(VIII)$	Células endoteliais, membrana de Descemet
Tipo X	$\alpha 1(X)_3$	Cartilagem hipertrófica

Colagénio transmembranar

Tipo XIII	$\alpha 1(XIII)_3$	Colagénio transmembranar incomum detectado no osso, cartilagem, pele, placenta, músculo estriado
Tipo XVII	$\alpha 1(XVII)_3$	Hemidesmossoma da pele

Multiplexinas

Tipo XV	$\alpha 1(XV)_3$	Fibroblastos, células musculares lisas, rim, pâncreas
Tipo XVI	$\alpha 1(XVI)_3$	Fibroblastos, âmnio, queratinócitos
Tipo XVIII	$\alpha 1(XVIII)_3$	Pulmão, fígado

BIOSSÍNTESE DO COLAGÉNIO

Síntese e processamento dos polipéptidos de procolagénio

As cadeias polipeptídicas de colagénio são sintetizadas como cadeias maiores de procolagénio, denominadas cadeias proa. Estas cadeias pro-a- são sintetizadas em polissomas ligados à membrana no retículo endoplasmático rugoso (RER). Estas pro-cadeias são constituídas por uma região central colagénica (Gly-X-Y) e por regiões pro-peptídicas não colagénicas terminais amino (N) e carboxi (C).

Um segmento colagénico curto, (Gly-X-Y), está presente no pró-peptídeo N-terminal do colagénio tipo I, mas a maior parte deste pró-peptídeo e todo o pró-peptídeo C-terminal não são colagénicos. As cadeias de procolagénio são, na verdade, sintetizadas como cadeias de pré-procolagénio com resíduos no início do pró-peptídeo N-terminal .[60, 61]

Pensa-se que estes resíduos representam um peptídeo sinal ou peptídeo líder para o início da síntese e extensão das cadeias peptídicas nascentes no RER. Este pré-propeptídeo é então rapidamente removido das cadeias pro-a- no RER, e o restante do pró-peptídeo N-terminal permanece intacto até que o procolagénio seja segregado para o espaço extracelular .[1]

Transcrição e tradução

Tal como acontece com todas as proteínas, a transcrição da mensagem genética do ADN para o ARN mensageiro (ARNm) é o primeiro passo na síntese de cada cadeia de pré-procolagénio. Cada mRNA diferente é então traduzido nos polissomas do RER, e cada cadeia polipeptídica nascente estende-se através da membrana para o lúmen deste organelo .[1]

Uma vez que estes processos determinam a estrutura primária das proteínas, quaisquer defeitos na transcrição ou na tradução serão responsáveis por defeitos na sequência primária de aminoácidos nas cadeias polipeptídicas do colagénio .[1]

Modificação pós-traducional

Enquanto as cadeias pré-pro-α ainda estão ligadas aos ribossomas, iniciam-se as primeiras duas das oito modificações pós-traducionais destas cadeias. A hidroxilação dos resíduos de prolina e lisina começa nas cadeias nascentes e é concluída nas cadeias pro-α livres antes da formação da hélice no lúmen do RER .[(62-62)]

De facto, estas hidroxilações param essencialmente quando as cadeias polipeptídicas formam uma tripla hélice e as condições que aceleram ou retardam a formação da tripla hélice, como as alterações de temperatura ou as alterações nas taxas de formação de ligações dissulfureto, podem alterar as quantidades de hidroxiprolina e hidroxilisina em cada tipo de cadeia polipeptídica. Do mesmo modo, deficiências ou defeitos nas enzimas hidroxilantes ou nos seus cofactores ou co-substratos resultarão em deficiências de hidroxiprolina ou hidroxilisina, e este processo resultará em defeitos na secreção, fibrilogénese, reticulação ou degradação do colagénio .[(65-67)]

Além disso, uma vez que as células eucarióticas não contêm ARN de transferência para este aminoácido, as células eucarióticas não podem incorporar hidroxiprolina livre em polipéptidos recém-sintetizados. Assim, toda a hidroxiprolina no organismo é derivada da hidroxilação de resíduos de prolina no tripleto Gly-X-Y em péptidos recém-sintetizados .[68, 69]

A hidroxilação da prolina e da lisina é catalisada pelas enzimas prolil 3-hidroxilase, prolil 4-hidroxilase e lisil hidroxilase, e todas estas reacções requerem O_2 livre, ferro ferroso, a-cetoglutarato e ácido ascórbico. Como indicado pelos seus nomes, a prolil 3-hidroxilase hidroxila o terceiro carbono e a prolil 4-hidroxilase hidroxila o quarto carbono no anel da prolina. Além disso, a prolil 3-hidroxilase só reconhece a prolina na posição X e a prolil 4-hidroxilase só reconhece a prolina na posição Y do tripleto Gly-X-Y .[70, 60]

Foi claramente demonstrado que são necessárias quantidades adequadas de 4-hidroxiprolina para estabilizar a tripla hélice do colagénio à temperatura corporal .[72]

Consequentemente, quando o teor de 4-hidroxiprolina é significativamente reduzido por condições como a hipovitaminose C ou uma hipoxia tecidular local, o colagénio recém-sintetizado é desnaturado (não triplamente helicoidal) à temperatura corporal. Isto resulta numa redução acentuada ou falha na secreção e deposição de colagénio, bem como num aumento acentuado da taxa de degradação do colagénio sub-hidroxilado que é segregado e incorporado nas fibrilhas .[1]

Foi também claramente estabelecido que os resíduos de hidroxilisina são necessários para a formação das ligações cruzadas intermoleculares que estabilizam as moléculas de colagénio nas fibrilas. Tal como a prolil 4-hidroxilase, a lisil hidroxilase apenas reconhece os resíduos de lisina na posição Y do tripleto Gly-X-Y. Assim, a hidroxilisina, tal como a hidroxiprolina, é quase exclusiva do colagénio nos tecidos dos vertebrados. No entanto, existe uma variação considerável nas quantidades de hidroxilisina nos diferentes tipos de colagénio .[72, 62]

É evidente que os defeitos na hidroxilação da lisina devem ocorrer antes de as moléculas de procolagénio serem organizadas numa tripla hélice no RER, mas uma deficiência de hidroxilisina só é expressa quando as moléculas de procolagénio são segregadas, convertidas em colagénio e organizadas em fibrilas. Uma deficiência de hidroxilisina resulta numa deficiência de ligações cruzadas intermoleculares no colagénio, e esta deficiência resulta numa perda de resistência à tração das fibrilas de colagénio .[70, 73]

A glicosilação dos resíduos de hidroxilisina é a terceira modificação pós-traducional das cadeias pro-a- do RER. Este processo envolve a transferência enzimática de galactose para resíduos específicos de hidroxilisina em cadeias pro-a- livres. Alguns destes resíduos de galactosil-hidroxilisina são depois glicosilados pela adição de um resíduo de glucose. Estas reacções são catalisadas pelas enzimas glucosil- e galactosiltransferase, e estas enzimas requerem Mn++ como cofator para esta transferência dos açúcares da UDP-hexose para a hidroxilisina ou galactosil-hidroxilisina. Uma vez que a hidroxilisina é necessária como aceitador para os açúcares, esta glicosilação não pode ocorrer quando a hidroxilação dos resíduos de lisina está bloqueada .[1]

Uma vez que a conformação em tripla hélice também bloqueia esta reação, a quantidade de glicosilação pode ser afetada por alterações nas taxas de formação da tripla hélice. De facto, o tempo entre a síntese e a formação da tripla hélice e a quantidade de glicosilação variam com os diferentes tipos de colagénio. Além disso, um atraso na formação da tripla hélice é refletido por um aumento no tempo de atraso entre a síntese e a secreção de procolagénio, e isto está associado a um aumento na glicosilação das cadeias pro-a- .[1]

No entanto, os resíduos de açúcar não controlam o tempo de atraso da secreção. Pensa-se, no entanto, que afectam o empacotamento do colagénio em fibrilhas e que têm um papel na interação do colagénio com outros componentes da matriz extracelular e com as superfícies celulares. O péptido C-terminal não colagénico de cada cadeia pro-a- também é glicosilado no RER. Esta glicosilação é bastante diferente da que ocorre nas regiões colagénicas das cadeias pro-a- .[1]

A ligação dissulfureto e a formação da tripla hélice são a quinta e a sexta modificações pós-transicionais do colagénio. A formação da tripla hélice ocorre no lúmen do RER, e este processo é iniciado quando se formam ligações dissulfureto entre os péptidos C-terminais de três pro-achains. Pensa-se que estas ligações dissulfureto entre cadeias fazem com que as três cadeias pro-a- se registem, de modo a que as regiões colagénicas possam então enrolar-se espontaneamente numa hélice tripla apertada. Consequentemente, estes propeptídeos C-terminais são referidos como "peptídeos de registo". Presumivelmente, estes péptidos também servem para juntar os tipos corretos de pro-achains para fazer cada tipo específico de colagénio. O propeptídeo C-terminal pode ajudar tanto no reconhecimento como no registo da associação de três cadeias pro-a corretas .[1]

Uma vez formada a tripla hélice, o procolagénio é transportado do RER para o complexo de Golgi, onde é embalado para secreção Durante a secreção, as moléculas de procolagénio ficam alinhadas em pacotes condensados nos vacúolos de Golgi condensados. Estes vacúolos de secreção são depois transportados para a superfície celular, onde o procolagénio é segregado pelo processo habitual de exocitose .[1]

FUNÇÕES DO COLAGÉNIO NO TECIDO CONJUNTIVO[1]

O papel do colagénio no organismo é fornecer a resistência à tração necessária para manter todos os tecidos unidos como unidades funcionais. Este papel é muito evidente nos tecidos conjuntivos densos dos ligamentos e tendões, mas é igualmente importante em órgãos parenquimatosos como o fígado, os rins e os pulmões. Esta resistência à tração é proporcionada pelos efeitos líquidos das ligações cruzadas intermoleculares, das forças de fricção entre as fibrilas e as fibras de colagénio e das interações físicas e/ou químicas do colagénio com outros componentes estruturados da matriz extracelular.

A segunda caraterística funcional do colagénio nos tecidos conjuntivos é que as suas fibrilas e fibras estão organizadas de forma a proporcionar flexibilidade e/ou extensibilidade aos tecidos.

As fibras de colagénio limitam o movimento de outros componentes dos tecidos. Por exemplo, na cartilagem, as fibras de colagénio formam uma malha que aprisiona agregados de proteoglicanos e grandes quantidades de fluidos tecidulares. Este aprisionamento limita o movimento líquido dos complexos proteoglicanos, o que, por sua vez, limita o movimento líquido dos fluidos tecidulares em todas as cartilagens.

O colagénio também serve para induzir a agregação plaquetária e a formação de coágulos. Ao mesmo tempo, as fibrilas e fibras de colagénio servem para imobilizar o coágulo e limitar o movimento de substâncias de um foco inflamatório.

É provável que o procolagénio da membrana basal também sirva como uma espinha dorsal estável, ou malha de suporte, e que limite a mobilidade das glicoproteínas não colagénicas mais lábeis nas membranas basais.

O colagénio ocorre no osso, onde as fibrilas de colagénio servem de substrato para a deposição de cristais de hidroxiapatite. Por conseguinte, a deposição e remoção de colagénio regula o crescimento, a manutenção, a remodelação e a reparação do osso.

Durante o desenvolvimento embrionário, o colagénio desempenha mesmo um papel fundamental na regulação da diferenciação celular. Por exemplo, o desenvolvimento vertebral é iniciado por colagénio do tipo cartilagem e proteoglicanos, que são sintetizados pela notocorda .[1]

O colagénio também desempenha um papel na regulação da diferenciação dos mioblastos nos músculos em desenvolvimento. De facto, foi demonstrado que o colagénio desempenha um papel importante na regulação do padrão de ramificação da árvore brônquica em desenvolvimento no pulmão em desenvolvimento e sabe-se que afecta o padrão de regeneração do fígado lesionado .[1]

DEGRADAÇÃO DO COLAGÉNIO

A decomposição completa do colagénio requer uma série de passos enzimáticos, mas as enzimas colagenase dos mamíferos fazem apenas uma quebra ou corte através de cada cadeia a na molécula de hélice tripla. Esta única quebra resulta num desenrolar ou desnaturação da molécula de colagénio à temperatura corporal. Este colagénio desnaturado é então suscetível de ser degradado por outras enzimas proteolíticas. Este processo de degradação em duas fases ocorre com todas as colagenases de mamíferos conhecidas .[1]

O local de clivagem da colagenase dos mamíferos situa-se num resíduo específico de cada cadeia A, a 75% da distância da extremidade N-terminal da molécula. Assim, quando uma molécula é clivada com colagenase, resulta um fragmento de três quartos da extremidade N-terminal e um fragmento de um quarto da extremidade C-terminal. Estes fragmentos desenrolam-se à temperatura corporal e são depois clivados em pequenos péptidos ou em aminoácidos livres por peptidases teciduIares menos específicas[1] . As metaloproteinases de matriz (MMPs) são endopeptidases dependentes de zinco pertencentes à superfamília das metzincinas. Participam em processos fisiológicos (desenvolvimento e reparação de tecidos) e patológicos (tumorigénese e metástases). Os colagénios I, II e III, formadores de fibrilhas, são clivados pelas MMP-1 (colagenase intersticial), MMP-8 (colagenase neutrofílica), MMP-13 (colagenase 3), que geram fragmentos de três quartos e um quarto, e pela MMP-14 ancorada na membrana. A MMP-2 também é capaz de clivar o colagénio I. O colagénio II é um substrato preferencial da MMP-13, enquanto os colagénios I e III são clivados preferencialmente pela MMP-1 e pela MMP-8. Os colagénios desnaturados e o colagénio IV são degradados pelas MMP-2 e MMP-9 (também conhecidas como gelatinases de 72-kDa e 92-kDa, respetivamente) .[74]

Em contraste com o heterotrímero $[\alpha 1\ (I)]_2\alpha 2(I)$ do colagénio I, o homotrímero $[\alpha 2\ (I)]_3$ não é degradado pelas colagenases dos mamíferos. Este facto deve-se à resistência do homotrímero ao desenrolamento local da tripla hélice pela MMP-1, uma vez que apresenta uma maior estabilidade da tripla hélice perto do local de clivagem da MMP. As MMPs também contribuem para a libertação de fragmentos bioactivos ou matricriptinas, como a endostatina e a tumstatina, dos colagénios completos. Um outro grupo de enzimas, coletivamente designadas por sheddases, liberta o ectodomínio dos colagénios membranares em formas solúveis .[74]

CLASSIFICAÇÃO DAS DOENÇAS DO COLAGÉNIO

a) Doença hereditária/genética do colagénio[6]

- Síndrome de Ehler-Danlos
- Osteogénese imperfeita
- Síndrome de Stickler
- Síndrome de Alport
- Epidermólise bolhosa
- Síndrome de Marfan

b) Doença autoimune do colagénio[6]

- Lúpus eritematoso sistémico
- Esclerose sistémica
- Fibrose submucosa oral
- Síndrome da boa pastagem
- Síndrome de Sjogren[75]

c) Doença adquirida do colagénio[1]

1. <u>Alterações adquiridas nos tipos de síntese de colagénio (regulação da transcrição e da tradução)</u>

Alterações na resposta à morte celular e à inflamação

1. Reparação de tecidos fibrosos

a. tecido de granulação

b. formação de cicatrizes

c. formação de cicatrizes hipertróficas

d. Contratura do tendão de Dupuytren

2. Reparação dos ossos e das articulações

a. osteoartropatias (osteoartrite)

b. artrite reumatoide

3. Reparação de órgãos parenquimatosos

a. fibrose pulmonar

b. cirrose

4. Aterosclerose

11. <u>Alterações adquiridas nas quantidades de colagénio sintetizado (regulação da transcrição, tradução e/ou etapas pós-traducionais)</u>

A. Excesso de síntese de colagénio

1. Respostas a lesões celulares

2. Formação de cicatrizes hipertróficas

3. Neoplasia

4. Osteopetrose

5. Esclerodermia

B. Síntese deficiente de colagénio

1. Deficiências nutricionais a. Hipovitaminose C b. Deficiência de zinco c. Inanição

2. Excesso de glucocorticóides

3. Prostaglandinas

4. Infeção por vírus

III. <u>Alterações adquiridas na hidroxilação da prolina e da lisina</u>

A. Sub-hidroxilação

1. Hipovitaminose C

a. escorbuto

b. reparação deficiente de feridas

2. Hipóxia

3. Aumento da idade

4. Excesso de glucocorticóides

B. Aumento da hidroxilação da lisina

1. Cicatriz dérmica

2. Cicatriz hipertrófica ou queloide

3. Esclerodermia

4. Osteoide raquítico

IV. <u>Alterações adquiridas nas ligações cruzadas do colagénio</u> A. Aumento das ligações cruzadas redutíveis

- Tecidos de crescimento rápido
- Dérmico
- Cicatriz hipertrófica ou queloide
- Esclerodermia
- Cirrose
- Osteopetrose induzida por vírus

B. Ligações cruzadas redutíveis deficientes ou defeituosas

- Latirismo
- Deficiência de cobre
- Deficiência de zinco
- Deficiência de hidroxilisina
- Toxicidade da penicilamina

C. Defeitos na maturação das ligações cruzadas

- esclerodermia

V. <u>Defeitos adquiridos na degradação do colagénio</u>

A. Excesso de degradação

1. Aumento da atividade da colagenase

- inflamação aguda

- lesão celular mediada pelo sistema imunitário
- c. desgranulação dos mastócitos
- d. infeção bacteriana
- e. invasão tumoral

2. Aumento da suscetibilidade do colagénio

- desnaturação do colagénio

S hipertermia dos tecidos

S sub-hidroxilação da prolina

- ligações cruzadas deficientes

8. Degradação deficiente

- Diminuição da atividade da colagenase

S cirrose

S esclerodermia

S osteopetrose

- Diminuição da suscetibilidade do colagénio

S diabetes mellitus

S cicatriz hipertrófica

SÍNDROME DE EHLERS-DANLOS

OUTROS NOMES[6]

- Deficiência de tenascina X
- Síndrome de deficiência de lisil hidroxilase
- Cútis hiperelástica

INTRODUÇÃO

A SED é uma doença do tecido conjuntivo, clínica e geneticamente heterogénea, caracterizada por hiperextensibilidade da pele, hipermobilidade das articulações e fragilidade dos tecidos. Foi descrita pela primeira vez por Van Meekeran em 1682[(6)] . A primeira descrição da síndrome na literatura foi a de um jovem espanhol que era capaz de esticar a pele que cobria o seu músculo peitoral direito até ao ângulo esquerdo da sua mandíbula[77] . Em 1901, Ehlers descreveu a doença como uma hiperelasticidade da pele e uma forte tendência para hematomas. Em 1908, Danlos introduziu a ideia de que a doença representava um pseudotumor de tipo moluscoide ou fibroso. Só em 1934 é que Pommeau-Delille e Soussie descreveram a doença como síndrome de Ehlers-Danlos. Outros termos evocativos como "homem (ou mulher) elástico" ou "homem de borracha da Índia" foram utilizados .[77]

FREQUÊNCIA

A prevalência estimada da síndrome de Ehlers-Danlos varia entre 1/10000 e 1/25000. No entanto, esta doença pode ser observada em todos os continentes e pode afetar todas as raças e ambos os sexos .[4]

CLASSIFICAÇÃO DA SÍNDROME DE EHLER DANLOS

São reconhecidos pelo menos 6 fenótipos discerníveis da síndrome de Ehlers-Danlos, no entanto, observa-se uma grande sobreposição entre os fenótipos, tornando o diagnóstico clínico absoluto difícil, se não impossível, por vezes. Cerca de 50% dos doentes com síndrome de Ehlers-Danlos não têm

um tipo ou forma que pode ser classificado facilmente apenas com base clínica. Este facto complica o processo de diagnóstico, porque o diagnóstico molecular específico ou a confirmação (se disponível) podem não ser possíveis até que um subtipo clínico tenha sido definido .[(55)]

O quadro seguinte enumera as formas identificáveis da síndrome de Ehlers-Danlos propostas por um grupo de peritos clínicos do conselho consultivo médico da Ehlers-Danlos National Foundation (EDNF) em 1997 .[(79)]

QUADRO 2: CLASSIFICAÇÃO DE VILLEFRANCHE DAS EDS (7 8)

Tipo	**Herança**	**Nomenclatura anterior**	**Principais critérios de diagnóstico**	**Critérios de diagnóstico menores**
Clássico	Autossómica dominante	Tipos I e II	Hiperextensibilidade da pele· cicatrizes atróficas largas, hipermobilidade articular	Pele lisa e aveludada, hematomas fáceis, pseudotumores moluscoides, esferóides subcutâneos, hipermobilidade articular, hipotonia muscular, complicação pós-operatória (por exemplo, hérnia), história familiar positiva, manifestações de fragilidade tecidular (por exemplo, hérnia, prolapso)
Hipermobilidade	Autossómica dominante	Tipos III	Envolvimento da pele (macia, suave e aveludada), hipermobilidade articular	Luxação articular recorrente, dor articular crónica, dor nos membros ou ambos, história familiar positiva

Vascular	Autossómica dominante	Tipos IV	Pele fina e translúcida,	Acrogeria, hipermóvel pequena
			arterial/intestinal fragilidade ou rutura, hematomas extensos, aspeto facial caraterístico	articulações, rutura de tendão/músculo, pé boto, varizes de início precoce, fístula arteriovenosa, fístula do seio carótido-cavernoso, pneumotórax, recessão gengival, história familiar positiva, morte súbita em familiar próximo
Cifoescoliose s	Autossómico recessivo	Tipo VI - deficiência de lisil hidroxilase	Laxidez articular, hipotonia grave à nascença, escoliose, fragilidade escleral progressiva ou rutura do globo	Fragilidade dos tecidos, hematomas fáceis, rutura arterial, marfanóide, microcórnea, osteopenia, história familiar positiva (irmão afetado)
Artrochalasia	Autossómica dominante	Tipo VII A, B	Ancas deslocadas bilaterais congénitas, hipermobilidade articular grave, subluxações recorrentes	Hiperextensibilidade da pele, fragilidade dos tecidos com cicatrizes atróficas, hipotonia muscular, hematomas fáceis, cifoescoliose, osteopenia ligeira
Dermatospara xis	Autossómico recessivo	Tipo VII C	Fragilidade cutânea grave, pele flácida e	Pele macia e pastosa, hematomas fáceis,

			redundante	rutura prematura de membranas, hérnias (umbilical e inguinal)

GENÉTICA DOS EDS

Recentemente, o progresso do Projeto Genoma Humano e outros avanços na genética molecular forneceram muita informação sobre a base molecular da síndrome de Ehlers-Danlos. As posições físicas dos genes envolvidos e a sua localização nos mapas cromossómicos são apresentadas na tabela[55]

QUADRO 3: <u>BASES MOLECULARES DOS EDS</u> ()[55]

Tipo	**Nomenclatura antiga**	**Anomalia da proteína Gene**	**Gene Anomalia**	**Locus cromossómico**
Clássico	Tipos I e II	Colagénio tipo V	COL5A1,CO L5A2	9q34.2-34.3 2q31
Hipermobilidade	Tipos III	Desconhecido	Desconhecido	Desconhecido
Vascular	Tipos IV	Colagénio tipo III	COL3A1	2q31
Cifoescoliose s	Tipo VI - deficiência de lisil hidroxilase	deficiência de lisil hidroxilase	PLOD1	1p36.3-36.2
Artrochalasia	Tipo VII A, B	Colagénio de tipo I	COL1A1 COL1A2	17q31-22.5 7q22.1
Dermatospara xis	Tipo VII C	N-proteinase	ADAMST2	5q23-24

FISIOPATOLOGIA/ETIOLOGIA

Os indivíduos com síndrome de Ehlers-Danlos apresentam anomalias no tecido conjuntivo em resultado de

de defeitos na força inerente, elasticidade, integridade e propriedades curativas dos tecidos.

As caraterísticas específicas de uma forma particular da síndrome de Ehlers-Danlos resultam da distribuição específica dos tecidos de vários componentes da matriz extracelular. Cada tecido e sistema de órgãos exprime um conjunto de proteínas conectivas. Os meios de produção, a proporção relativa e a distribuição de cada conjunto de proteínas são únicos. Além disso, as interações específicas dos vários componentes da matriz são específicas de cada tecido.

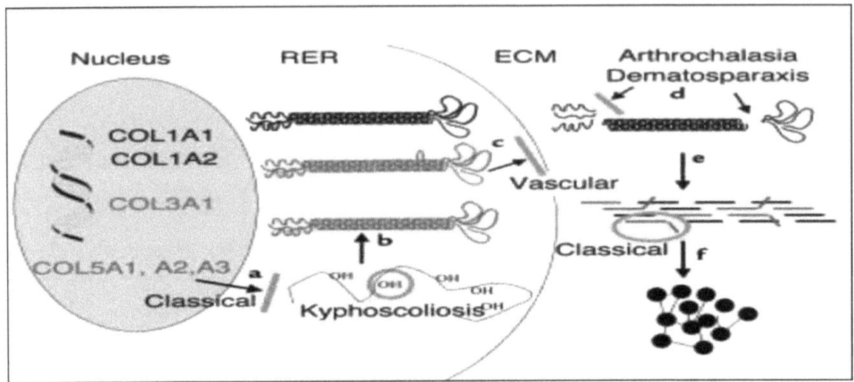

Fig 1: A via biossintética para os colagénios fibrilares expressos na pele, identificando as etapas que são afectadas nas diferentes formas de SED.

(I) A transcrição do gene do colagénio é altamente regulada, mas a haploinsuficiência para *COL5A1* não é compensada e leva a uma redução do mRNA de COL5A1 e das cadeias de procolagénio α1(V). Esta situação é responsável por 30-50% dos casos clássicos de SDE. (II) Muitos resíduos de prolina e lisina nas cadeias de procolagénio traduzidas são hidroxilados por lisil- e prolina hidroxilases. A hidroxilação é essencial para a reticulação subsequente e a deficiência de lisil-hidroxilase causa a forma cifoescoliótica da SED. (III) As cadeias de procolagénio α são reunidas em trímeros no retículo endoplasmático rugoso (RER).

As mutações no *COL3A1* que interrompem a estrutura helicoidal tripla impedem o processamento normal e a secreção de colagénio III, causando a forma vascular da SDE. (IV) Na MEC, os propeptídeos NH2- e COOH-terminais são clivados por peptidases específicas. Mutações dominantes em *COL1A1* e *COL1A2* podem impedir a clivagem e causar artrochalasia, enquanto a perda recessiva da peptidase *do N-procolagénio* causa dermatosparaxia. (V) As moléculas de colagénio auto-montam-se em fibrilhas heterotípicas. As mutações dominantes-negativas em *COL5A1* e *COL5A2* alteram a montagem das fibrilas e causam alguns casos de SDE clássica. (VI) As fibrilhas de colagénio são depositadas em arranjos específicos dos tecidos em estreita associação com muitas proteínas e proteoglicanos associados às fibrilhas. Uma vez que as novas fibrilas são depositadas em estreita associação com a membrana celular dos fibroblastos, as interações entre a fibrila e a célula são importantes e podem envolver a interação direta com colagénios e/ou proteínas matricelulares, incluindo a tenascina-X (TNX).

CARACTERÍSTICAS CLÍNICAS [80]

- Contusões fáceis
- Hipermobilidade articular
- Hiperextensibilidade da pele
- Fragilidade geral do tecido conjuntivo
- Cicatrização retardada da ferida + cicatriz atrófica

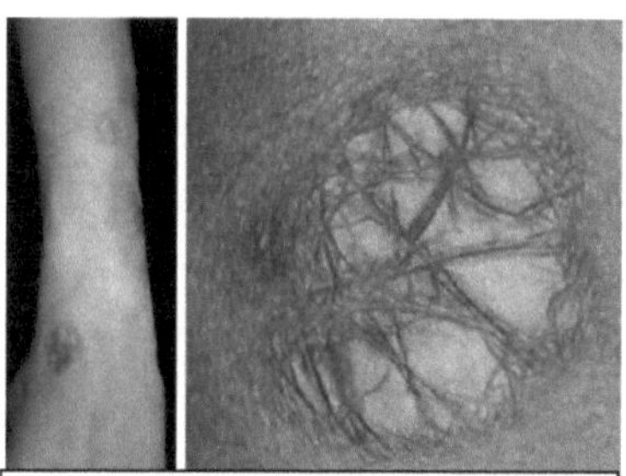

Fig 2 (A, B): Atrophic scars on the patient's forearm. Detail showing a mosaic-like aspect

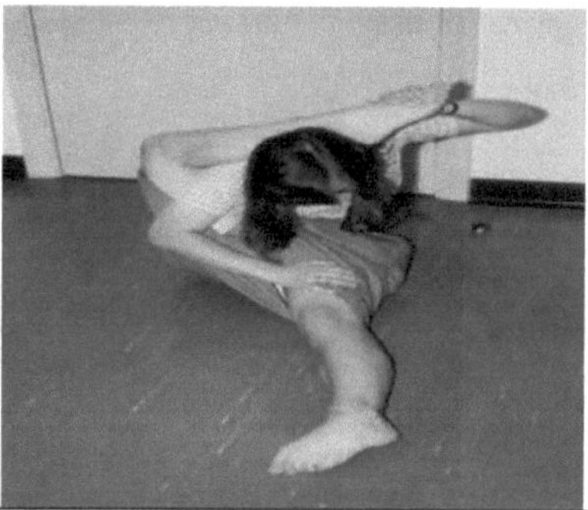

Fig 3: Hyperextensibility of joints.

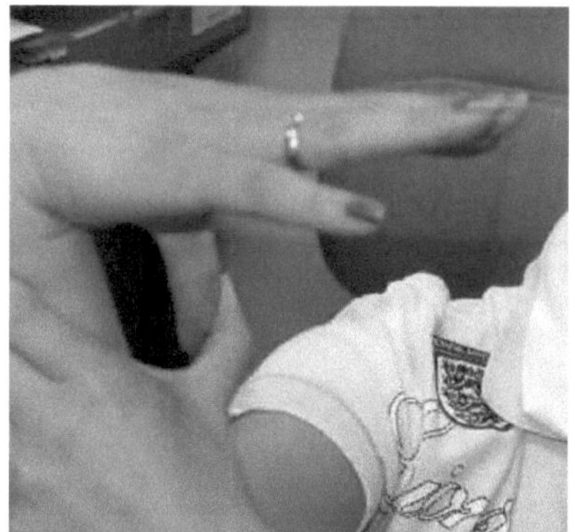

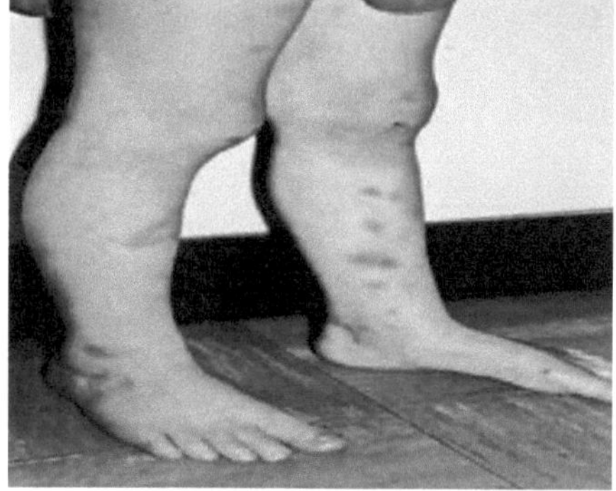

Fig 4: Joint hypermobility

Fig 5: Spontaneous bruising of legs.

MANIFESTAÇÃO ORAL

As manifestações clínicas da SDE na região orofacial consistem em manifestações extra-orais e intra-orais

TABELA 4: MANIFESTAÇÕES EXTRA-ORAIS E INTRA-ORAIS DE EDS(77)

MANIFESTAÇÃO EXTRA-ORAL	MANIFESTAÇÃO INTRAORAL
• A presença de cicatrizes no queixo e na testa • Um historial de luxações repetidas da ATM • Epicanto • Hipertelorismo • Um nariz estreito e curvo • Cabelos ralos • Hiperelasticidade da pele	**MUCOSA**: - Tão frágil como a pele, a mucosa rasga-se facilmente quando tocada por instrumentos. As suturas não se mantêm. **PDL**: - A gengiva é frágil; a hemorragia é difícil de controlar durante os procedimentos cirúrgicos; A periodontite generalizada de início precoce é uma das manifestações orais mais significativas da síndrome. Pode levar à perda prematura de dentes decíduos e permanentes. **DENTES**: - A hipoplasia do esmalte é comum. Os dentes pré-molares e molares podem apresentar fissuras profundas e cúspides longas. Os dentes parecem ser frágeis e a microdontia está por vezes presente. O exame radiográfico revela frequentemente

	e raízes curtas e deformadas. **LÍNGUA:** - A língua é muito flexível. Cerca de 50% das pessoas com a síndrome conseguem tocar na extremidade do nariz com a língua (sinal de Gorlin), em comparação com 8-10% da população. **PALATO:** - O palato é geralmente abobadado

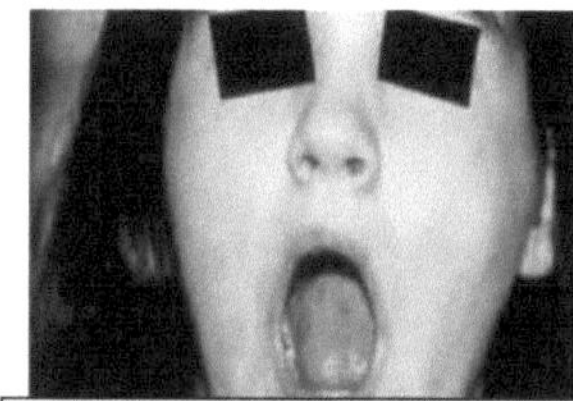

Fig 6: Luxation of the temporomandibular joint in a 12-year-old

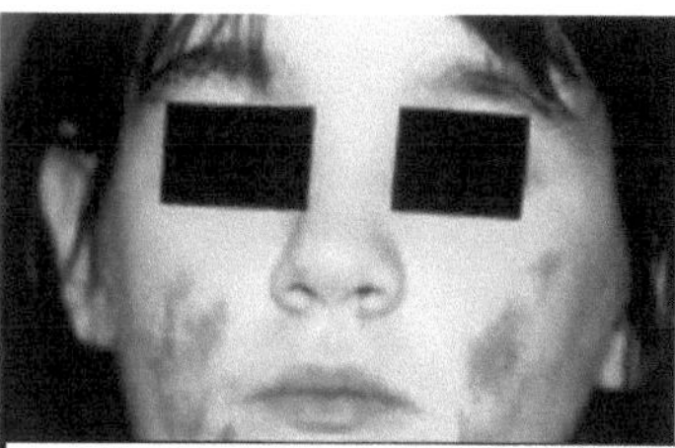

Fig 7: Bilateral bleeding in the cheeks following episodes of luxation.

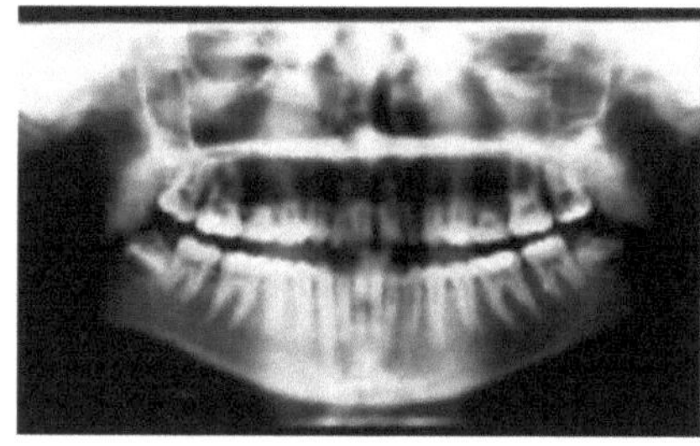

Fig 8: A panoramic radiograph demonstrating the absence of two maxillary premolars.

CARACTERÍSTICA HISTOLÓGICA

A secção H&E da polpa do primeiro molar permanente mostrou poucos corpos calcificados, um estudo feito por Slootweg e Beemer (1987) (Fig. 13). A etiologia da calcificação pulpar ainda não é conhecida. Não há associações definidas com irritação pulpar, sexo ou idade do paciente e tipo de dente na arcada dentária, embora a incidência de calcificação pulpar pareça aumentar com a idade (Shafer et al. 1983). Além disso, a incidência de calcificação pulpar é inesperadamente alta quando examinada histologicamente (Willman 1934). Portanto, é difícil concluir que a calcificação pulpar no presente caso é uma das principais manifestações orais da síndrome E-D do Tipo VII .[18]

O colagénio no tecido pulpar do nosso doente com síndrome E-D mostrou um padrão ondulado, que era diferente do tecido pulpar normal caracterizado por uma estrutura em rede. Isto reflecte a deficiência na biogénese do colagénio da síndrome E-D Tipo VII .[54]

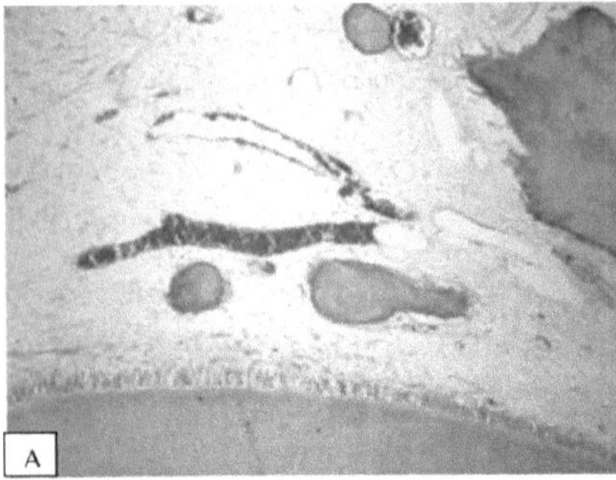

Fig 9: H&E section shows Pulp stones of variable size within the dental pulp

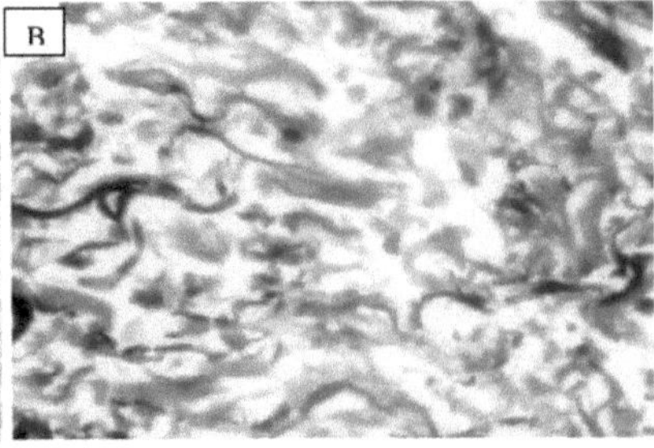

Fig 10: (A) A microscopia ótica de secções de pele coradas com hematoxilina-eosina mostrou uma epiderme com um contorno ligeiramente alterado e vasos ectásicos na derme papilar e reticular. Foram observados raros feixes irregulares de colagénio de vários tamanhos na derme reticular, onde o colagénio se encontrava principalmente disperso de forma solta

(B) Fibras elásticas presentes em quantidade normal, mas com uma distribuição irregular, observadas com a ajuda da coloração de Verhoeff

TRATAMENTO

Não existe tratamento conhecido para esta doença. Os procedimentos cirúrgicos devem ser efectuados com cuidado, uma vez que podem existir dificuldades na sutura e problemas de cicatrização. Com exceção da SDE tipo IV, todas as outras variantes desta síndrome[80]

OSTEOGÉNESE IMPERFEITA

OUTRO NOME[82]

- Doença dos ossos de vidro
- Doença dos ossos frágeis
- Doença de Lobstein
- Doença de Porak e Durante
- Fragilitas ossium
- Osteopatia

INTRODUÇÃO

A osteogénese imperfeita (OI) é um grupo de doenças órfãs e é a doença autossómica dominante mais comum do tecido conjuntivo .[82]

A doença é caracterizada por ossos extremamente frágeis, massa óssea reduzida, esclerótica azulada, dentinogénese imperfeita, perda de audição e escoliose[83] . A fragilidade óssea nesta doença é causada pela redução da massa óssea, organização degenerada do tecido ósseo e geometria óssea alterada em tamanho e forma .[84]

ETIOLOGIA

A OI é um grupo de doenças hereditárias causadas por mutações nos genes COL1A1 ou COL1A2, que codificam a cadeia alfa 1 e alfa 2 do colagénio de tipo 1 produzido pelos osteoblastos, respetivamente. Estes genes são susceptíveis a muitas mutações responsáveis pela produção de fibrilhas quantitativa ou qualitativamente deficientes .[82]

FREQUÊNCIA

A OI tem uma prevalência à nascença de aproximadamente 6-7/100.000 [Steiner et al., 1993]. A prevalência e a incidência dos tipos de OI são diferentes entre si, sendo que a OI tipo I e a OI tipo IV representam consideravelmente mais de metade de todos os casos de OI [Steiner et al., 1993]. Em 1979, Sillence et al. [1979] registaram uma prevalência de 3-4/100.000 e uma incidência de 3,5/100.000 para o OI tipo I em Victoria, Austrália. Para a OI tipo II, a incidência é de cerca de 1-2/100 000 [Steineret al., 1993], não estando disponíveis dados sobre a prevalência devido à letalidade precoce [Steiner et al., 1993]. A OI tipo III tem uma prevalência de 1-2/100.000 [Steiner et al., 1993] .[85]

CLASSIFICAÇÃO

A primeira classificação da osteogénese imperfeita foi feita por Sillience em 1979, e foi dividida em quatro grupos (tipo I-IV) com base em achados clínicos, genéticos e radiográficos. No entanto, atualmente, esta doença está dividida em sete grupos com a descoberta dos tipos V-VI[4]

QUADRO 5: CLASSIFICAÇÃO DA OI (Silience 1979)[4]

Tipo	Herança	Causa	Gravidade	Caraterísticas
Tipo 1	Autossómica dominante	Ocorre devido a paragem prematura em COL1A1	Suave, não deformável	• Fragilidade óssea ligeira a moderada • As fracturas estão presentes em 10% dos casos, mas o máximo ocorre nos anos pré-escolares e é menos comum após a puberdade. • Cifoescoliose • Perda de audição (antes dos 30 anos de idade) • Contusões fáceis • Baixa estatura
Tipo II	Autossómica dominante na maioria dos casos, mas em alguns casos pode ser autossómica recessiva e em alguns casos	Substituição da glicina em COL1A1ou COL1A2	Deformação pré-natal	• Apresentam uma fragilidade óssea extrema e ocorrem frequentemente fracturas durante o parto. • Muitos doentes são nados-mortos e 90% morrem antes das 4 semanas de idade. • Esclera azul, dentes

	esporádica			opalescentes estão presentes.
Tipo III	Autossómico dominante	Substituição de glicina em COLlAlor COL1A2	Deformação grave	• Ocorrem no indivíduo para além do período pré-natal • Associado à dentinogénese imperfeita • Apresentam fragilidade óssea moderadamente grave a grave • Esclerótica acinzentada e branca à nascença • A laxidez ligamentar e a perda de audição são comuns • Baixa estatura • Cifoescoliose • Face triangular com saliência frontal • Hipertensão pulmonar
Tipo IV	Autossómico dominante	Substituição da glicina em COL1A1ou COL1A2	Moderadamente deformável	• Fragilidade óssea ligeira a moderadamente grave • A frequência das fracturas diminui após a puberdade e alguns indivíduos nunca sofrem fracturas ósseas • A esclerótica pode ser azul, mas desvanece-se mais tarde na vida • Alguns indivíduos têm

				dentina opalescente; outros têm dentes normais
Tipo V	Autossómica dominante	Desconhecido associado	Moderadamente deformável	- Baixa estatura ligeira a moderada
		mutações		• Deslocação da cabeça do rádio • Membrana interóssea mineralizada • Calo hiperplásico • Esclera branca
Tipo VI	Autossómica dominante	Devido a Defeito do gene SERPINF1[86]	Deformação moderada e grave	• Estatura moderadamente baixa • Escócia • Acumulação de osteoide no tecido ósseo • Padrão de escamas de peixe da lamela óssea • Esclerótica branca
Tipo VII	Autossómico Recessivo	Devido a um defeito no gene CRTAP[86]	Moderadamente deformável	• Baixa estatura ligeira • Úmeros, fémures e coxa vara curtos, esclerótica branca

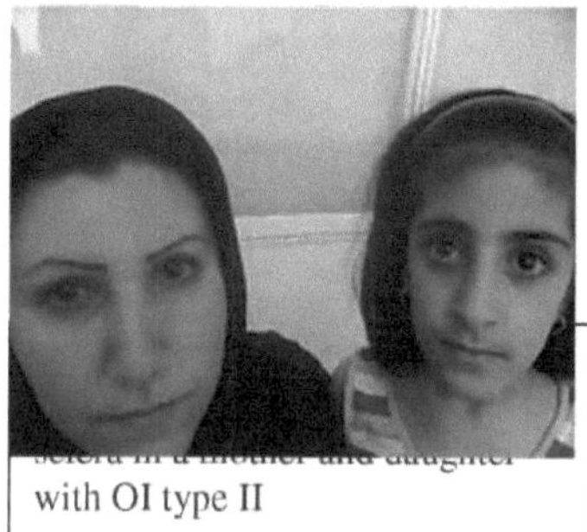

with OI type II

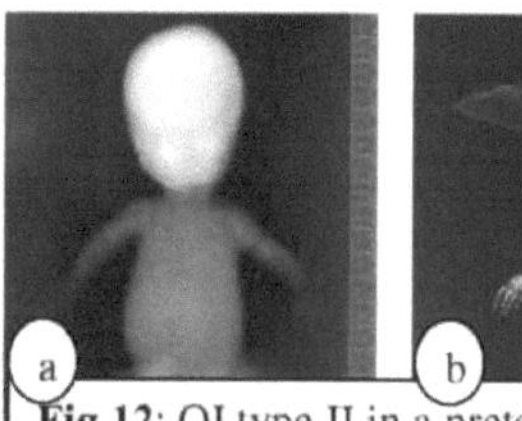

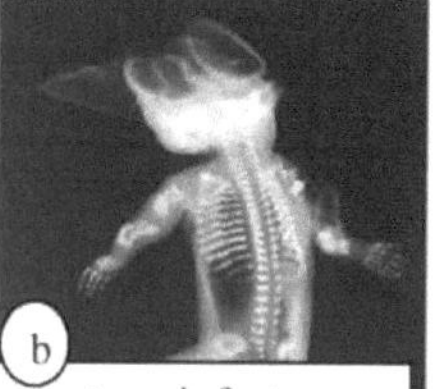

Fig 12: OI type II in a preterm infant. Skeletal overviews without (a) and with (b) silver nitrate impregnation show generalized osteopenia with diminished ossification of the calvarian bones and gross skeletal deformation. No vertebral anomalies are seen.

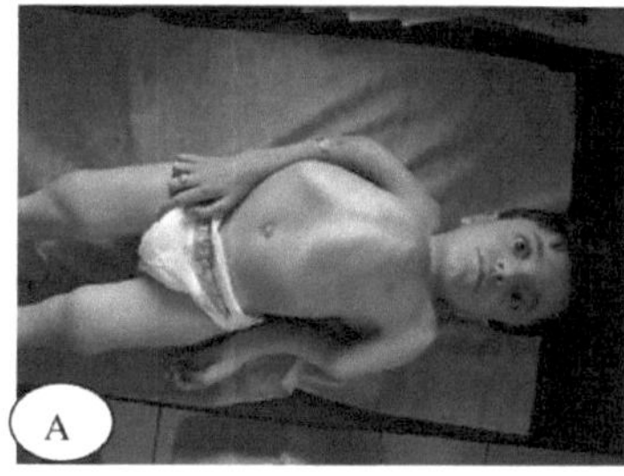

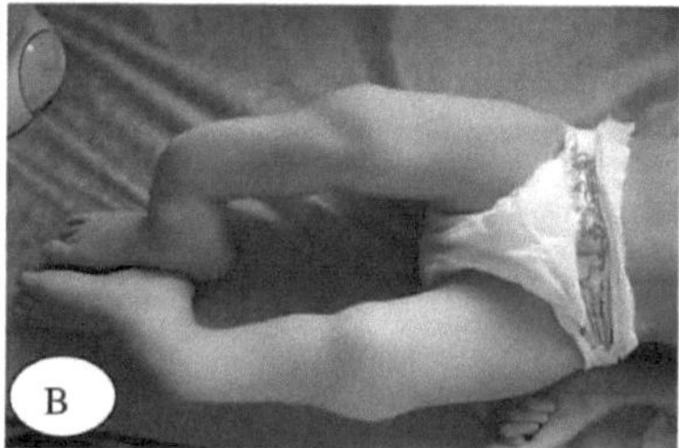

Fig 13: Clinical pictures of a patient with OI type III.(A-C) White sclera, severe kyphoscoliosis with thoracic deformation, severe shortening and bowing of arms and legs.

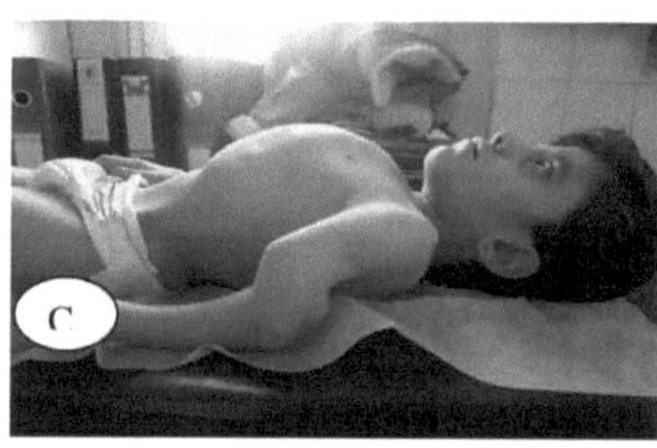

Fig 13: Imagens clínicas de um doente com OI tipo III. (A-C) Esclerótica branca, cifoescoliose grave com deformação torácica, encurtamento grave e arqueamento dos braços e pernas.

MANIFESTAÇÃO ORAL (88)

- A OI é basicamente uma perturbação dos tecidos mesodérmicos, particularmente dos tecidos calcificados. Quando existe um distúrbio congénito generalizado na formação óssea, é lógico esperar um distúrbio concomitante na formação da dentina.

- O grande tamanho da cabeça, a saliência frontal e o occipital exagerado criam uma maior percentagem de má oclusão de classe III.

- As mordidas cruzadas anteriores e posteriores e as mordidas abertas são também frequentes e causadas por hipoplasia maxilar em vez de hiperplasia mandibular.
- Também foi registado um grande número de impacções e dentes ectópicos.
- Na dentição permanente, os doentes com OI têm frequentemente primeiros e segundos molares não irrompidos, uma condição que é rara na população em geral. Estas anomalias não têm qualquer relação com a existência de dentinogénese imperfeita.
- A dentinogénese imperfeita representa a perturbação na formação dos dentes associada à OI e é um dos padrões clínicos mais significativos da OI. Por vezes, pode ser a única anomalia observada no espetro de manifestações clínicas.

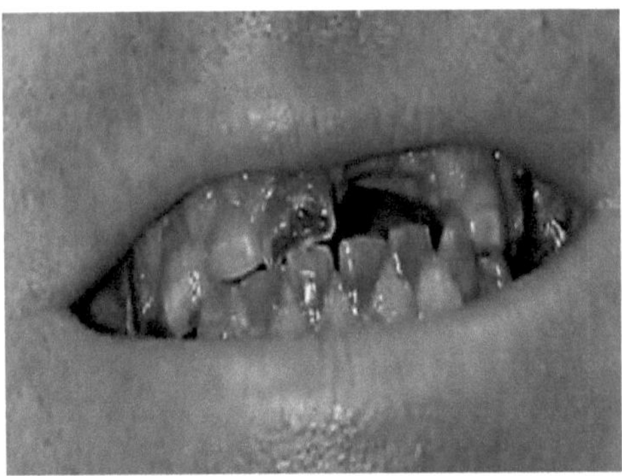

Fig. 14: Dentinogénese imperfeita num doente com OI tipo III.

ACHADOS HISTOLÓGICOS

O osso dos doentes com osteogénese imperfeita apresenta córtices finos, por vezes compostos por ossos esponjosos imaturos, e as trabéculas do osso esponjoso são delicadas e apresentam frequentemente microfracturas. A atividade osteoblástica parece atrasada e imperfeita e, por esta razão, a espessura do osso longo é deficiente. O defeito básico reside na matriz orgânica, com a incapacidade do colagénio fetal de se transformar em colagénio maduro.

Existem defeitos qualitativos e defeitos quantitativos. Existem algumas provas de que as ligações cruzadas intermoleculares progressivas das moléculas de colagénio adjacentes, que é uma caraterística essencial da maturação normal do colagénio, são defeituosas nesta doença.

A calcificação prossegue normalmente. Foi também observado um sistema microvascular defeituoso e uma diminuição do diâmetro das fibrilas de colagénio. O comprimento dos ossos longos é geralmente normal, a menos que múltiplas fracturas tenham causado um encurtamento indevido .[88]

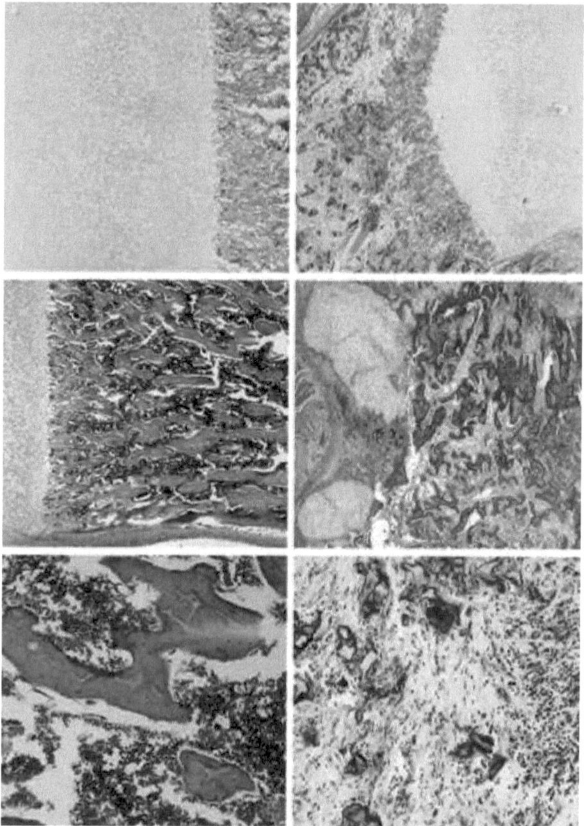

Fig. 15: Anomalias histológicas na OI em comparação com um controlo. Os painéis **a, c** e e mostram a histologia de um fémur de controlo normal com 18 semanas de idade gestacional (IG). Os painéis **b, d** e **f** são de um caso de OI tipo II com 18 semanas de GA. A zona de transição da cartilagem para a espongiosa primária é nítida em ambos os casos (**a**, **b**). Podem ocorrer pequenas rupturas devido a fracturas e formação de cicatrizes na esponjosa primária (não mostrado). O painel **d** mostra uma extensa formação de cartilagem metaplástica à vista de uma fratura. As trabéculas ósseas são hipercelulares e a medula é fibrótica. O painel **e** mostra trabéculas normocelulares e medula hematopoiética entre estas trabéculas. Nos casos graves de OI, as trabéculas são finas, irregulares e hipercelulares em comparação com as trabéculas normais (**f**). A medula entre elas é fibrótica e quase não há hematopoiese (**d** , **f**).

TRATAMENTO

Não existe tratamento para a osteogénese imperfeita. Não existe qualquer terapia médica para além do tratamento de infecções, quando estas ocorrem. O prognóstico varia de relativamente bom a muito mau. No tipo IA, a esperança de vida é semelhante à da população em geral: no tipo II, a maioria dos doentes morre nos primeiros dois anos de vida. Foi observada uma ligeira diminuição da esperança de vida noutras pessoas .[88]

SÍNDROME DE ALPORT

OUTROS NOMES[89]

- Nefrite hematuriana familiar com surdez nervosa

INTRODUÇÃO

Em 1927, Cecil Alport foi o primeiro médico a chamar a atenção para a hematúria persistente familiar associada a algum grau de surdez neurossensorial e a diferentes gravidades de insuficiência renal em homens e mulheres[89] . Atualmente,

AS é definido por:

- Uma história familiar positiva de microhematúria com ou sem insuficiência renal.
- Surdez neurossensorial
- Anomalias oculares caraterísticas
- A microscopia eletrónica típica detectou alterações da membrana basal glomerular

NOTA: Embora não seja necessário que todas as quatro caraterísticas coexistam para fazer o diagnóstico .[89]

FREQUÊNCIA

A Síndrome de Alport é responsável por cerca de 2,5% dos doentes do sexo masculino com insuficiência terminal nos EUA, 1,1% dos doentes na Índia e 0,64% na Europa .[89]

ETIOLOGIA

As mutações ocorrem no gene localizado no cromossoma X. O defeito hereditário da síndrome de Alport clássica ligada ao X afecta a cadeia alfa 5 do gene do colagénio tipo IV, enquanto as cadeias alfa 3 e alfa 4 do gene do colagénio tipo IV são responsáveis por formas recessivas menos frequentes da síndrome de Alport .[6]

CARACTERÍSTICAS CLÍNICAS

É caracterizada por insuficiência renal, perda de audição, anomalias da lente, hipertensão, hematúria e proteinúria .[6]

MANIFESTAÇÃO ORAL

- Esta síndrome também está associada à degeneração da articulação tempero-mandibular

.[19]

- Hiperplasia gengival[46]

CARACTERÍSTICA HISTOLÓGICA

Degeneração progressiva da membrana basal nos olhos, ouvidos e rins[32] . Também se regista a degeneração da cápsula da articulação da ATM[19] . O primeiro sinal patológico desta doença é a perda da rede de colagénio tipo IV formada pelas cadeias alfa3, alfa4 e alfa5 (IV)[90] . O dano do colagénio IV devido a mutações causa disfunção do epitélio de ligação e resulta em danos nos órgãos[31] . O diagnóstico desta doença baseia-se predominantemente em estudos histológicos .[90]

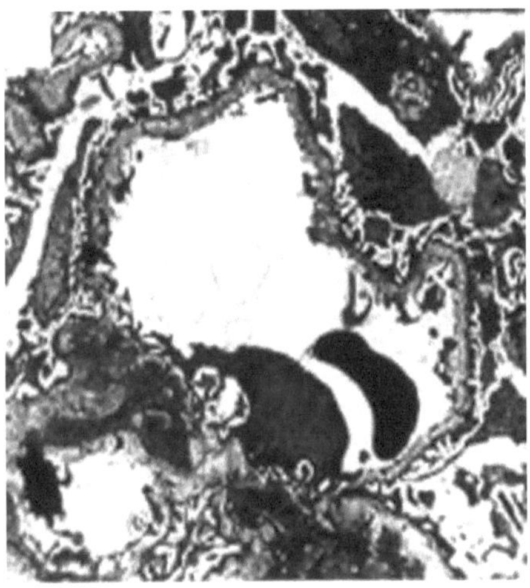

Fig. 16: Uma micrografia eletrónica de um capilar glomerular de um doente com síndrome de Alport e proteinúria demonstra as multilamelações e os espaços lucentes que resultam no aspeto dividido da membrana basal (setas)

TRATAMENTO

Atualmente, não está disponível nenhum tratamento para retardar a membrana basal. A proteinúria pode ser retardada com inibidores da ECA. A terapêutica de substituição renal é bem tolerada e deve ser proposta. 5% dos doentes submetidos a transplante desenvolvem doença da membrana basal anti-glomerular no aloenxerto, destruindo-o assim .[32]

SÍNDROMA DE RESTRIÇÃO

OUTRO NOME[91]

- Artro-oftalmopatia hereditária
- Síndrome de Stickler ES

INTRODUÇÃO

A síndrome de Stickler, também designada por artrooftalmopatia progressiva hereditária, é uma doença autossómica dominante do tecido conjuntivo que afecta principalmente os sistemas ocular, orofacial e esquelético (Stickler et al., 1965; Rimoin e Lachman, 1993) .[91]

Stickler e colegas descreveram a doença pela primeira vez em dois relatórios. O primeiro artigo (Stickler et al., 1965) descrevia uma nova síndrome dominante que consistia numa miopia progressiva com início na primeira década de vida e que resultava em descolamento da retina e cegueira. As pessoas afectadas também apresentavam doença articular degenerativa prematura com uma ligeira displasia epifisária e hipermobilidade articular. No segundo artigo, Stickler e Pugh (1967) descreveram alterações nas vértebras e défice auditivo como parte da síndrome, bem como a hipoplasia da face média que é caraterística do fenótipo. Opitz et al. (1972) referiram que os indivíduos com síndrome de Stickler também podem ter caraterísticas da sequência de Pierre Robin. A variabilidade fenotípica, tanto inter como intrafamiliar, é uma caraterística desta síndrome. As mutações em quatro genes diferentes do colagénio podem causar o fenótipo .[91]

INCIDÊNCIA

Herrmann et al. (1975) sugeriram que a síndrome de Stickler é a doença do tecido conjuntivo autossómica dominante mais comum no Midwest norte-americano. Embora as estimativas variem, pensa-se que a frequência da síndrome de Stickler é de cerca de 1/10.000 na população caucasiana dos Estados Unidos. A variabilidade fenotípica da síndrome pode dificultar o diagnóstico, e a síndrome pode estar significativamente subdiagnosticada .[92]

Embora a dor musculoesquelética crónica, os descolamentos da retina e a perda de audição possam ter um impacto significativo na qualidade de vida, a longevidade não é afetada por esta doença[92]

ETIOLOGIA

A maioria dos casos da síndrome de Stickler é familiar. Alguns são causados por mutações nos genes COL2A1, COL11A1 e COL11A2 e têm um risco de recorrência de 50% para a descendência, devido ao padrão de hereditariedade autossómico dominante. Nas famílias com herança autossómica recessiva, podem ser observadas mutações no COL9A1 e os irmãos de uma pessoa afetada têm um risco de 25%, enquanto o risco para a descendência é extremamente baixo .[91]

CARACTERÍSTICA CLÍNICA

QUADRO 6: <u>CARACTERÍSTICAS CLÍNICAS DA SÍNDROME DE STICKLER</u>(9)[3]

Sistema afetado	CARACTERÍSTICAS
Olhos	• Miopia (visão ao perto) • Descolamento da retina (a retina separa-se da parte posterior do olho, causando perda parcial ou total da visão) • Cataratas (turvação do cristalino do olho) • Astigmatismo (córnea ou lente não esférica) • Degeneração do vítreo (o gel dentro do olho liquefaz-se e afasta-se da retina) • Estrabismo (os olhos movem-se independentemente um do outro) • Glaucoma (pressão ocular elevada)
Orelhas	• Perda de audição no ouvido interno • Otite média (infecções frequentes do ouvido)
Ossos e articulações	• Dor nas articulações/juntas dilatadas • Osteoartrite (doença degenerativa das articulações) • Articulações hipermóveis (articulações soltas)

	• Genu valgum (joelho batido)
	• Escoliose (curvatura da coluna vertebral)
	• Legg-Perthes (doença degenerativa da anca)

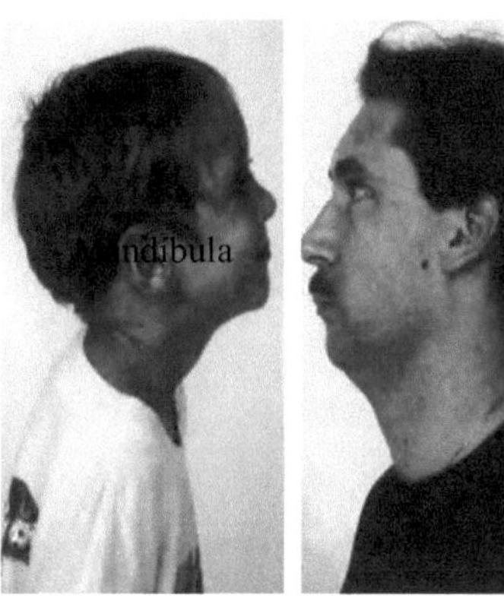

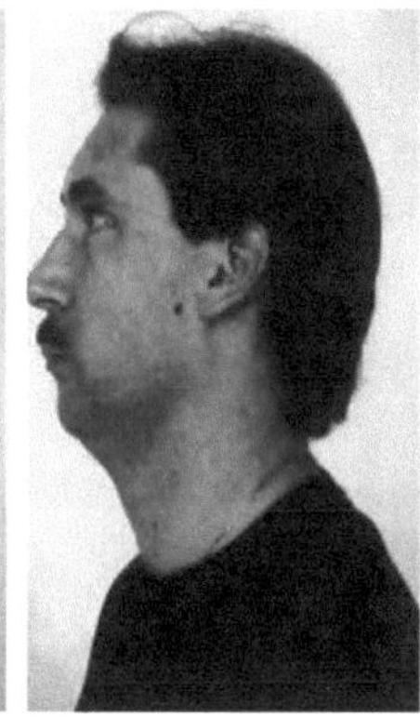

Fig. 17: Síndrome de Stickler típico. Rapaz afetado (esquerda) e o seu pai afetado (direita). Para além das manifestações oro-aurículo-faciais, os indivíduos afectados apresentam frequentemente caraterísticas oculares e músculo-esqueléticas.

(mais visível em bebés)

- Anomalias do palato/obstrução das vias respiratórias
- Rutura da úvula (o tecido que fica pendurado na parte de trás da garganta é dividido)
- Questões de ortodontia
- Sequência de Pierre-Robin (maxilar pequeno, fenda palatina, anomalias na colocação da língua e problemas respiratórios)

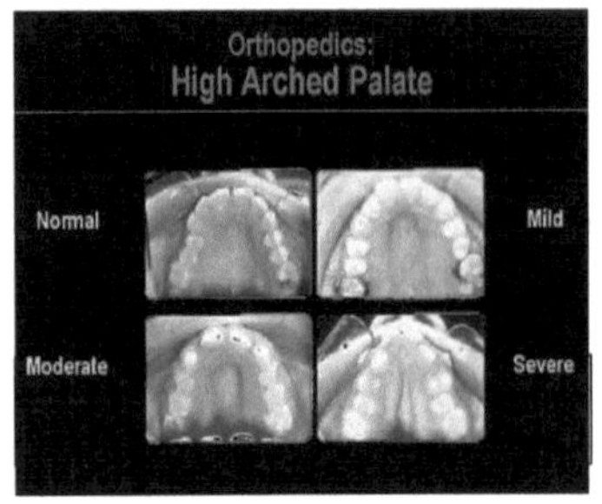

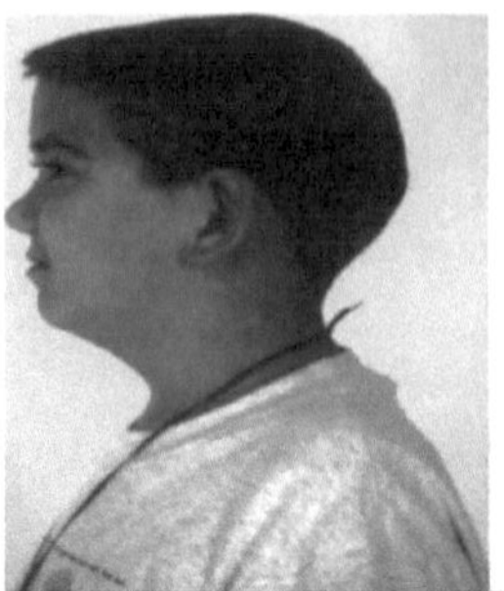

Fig 19: Midface hypoplasia in Stickler syndrome.

CARACTERÍSTICA HISTOLÓGICA

O epitélio é atrófico e, ocasionalmente, há macrófagos espalhados pelo tecido conjuntivo. A maioria dos vasos está hialinizada. O colagénio está densamente compactado nalgumas regiões e nalgumas regiões está vagamente disperso [95]

Fig. 20: Arquitetura da fibra de colagénio na síndrome de Stickler

TRATAMENTO[96]

- As pessoas com síndrome de Stickler podem melhorar ou corrigir muitos dos sintomas desta doença. Por exemplo, os óculos ou as lentes de contacto podem corrigir a visão e os exames frequentes da retina são importantes para detetar quaisquer alterações ou deterioração da retina. Pode ser efectuada uma cirurgia profilática da retina com laser para ajudar a retina a manter-se fixa.

- Os indivíduos com síndrome de sticker devem fazer uma avaliação auditiva de base, caso necessitem de aparelhos auditivos.

- No caso de problemas ósseos e articulares, recomenda-se uma avaliação reumatológica que inclua uma radiografia de corpo inteiro. Os problemas esqueléticos podem ser melhorados com a utilização de talas, aparelhos ou ajudas.

- Medicamentos para o controlo da dor, reabilitação e fisioterapia.

- As crianças com síndrome de stickler podem necessitar de uma avaliação da alimentação, cirurgia do palato ou da mandíbula, ortodontia ou terapia da fala.

EPIDERMÓLISE BOLHOSA

INTRODUÇÃO

A epidermólise bolhosa (EB) é um grupo heterogéneo de doenças hereditárias caracterizadas por uma extrema fragilidade da pele e das membranas mucosas, que dá origem à formação de bolhas e úlceras após pequenos traumatismos[97] . Uma vez que as áreas do corpo mais frequentemente afectadas são locais sujeitos a pressão ou fricção frequentes, estas condições são também designadas por doenças mecano-bolhosas .[98]

A complexidade clínica desta doença, ainda incurável, é ainda aumentada pelas manifestações extracutâneas, que incluem o envolvimento dos anexos da pele, dos dentes e dos epitélios gastrointestinal, do trato urinário e pulmonar .[50]

PREVALÊNCIA

A incidência desta doença varia de uma zona geográfica para outra, afectando aproximadamente 1 em cada 17 000 nados-vivos, com uma estimativa de 500 000 casos em todo o mundo. No entanto, em muitos países, incluindo o México, a percentagem real de crianças nascidas com EB é desconhecida. A incidência não é afetada pela raça ou grupo étnico, e a doença afecta igualmente ambos os sexos[50] . Os investigadores identificaram mais de 10 genes implicados na etiologia da EB e registaram mais de 1000 mutações que podem ocorrer *de novo* ou ser herdadas de forma autossómica dominante ou autossómica recessiva .[99]

ETIOLOGIA

Os defeitos genéticos que dão origem a alterações numa ou mais moléculas essenciais para o funcionamento correto da junção dermo-epidérmica prejudicam a capacidade de adesão da membrana basal epidérmica. A gravidade das manifestações clínicas varia muito no espetro dos diferentes tipos e subtipos de EB, desde a formação de pequenas bolhas até à presença de extensas áreas de pele com bolhas e erosões, cicatrizes graves e complicações fatais. Não é possível atribuir estas diferenças à presença de

genes anormais, uma vez que a mesma anomalia genética pode estar associada a manifestações clínicas substancialmente diferentes .[50]

Nas últimas décadas, os avanços nas técnicas de análise genética molecular permitiram a identificação das mutações específicas presentes nos doentes com EB. Foram encontrados diferentes tipos de mutações (deleções, inserções, nonsense, missense, splicing, frameshift e in-frame) nos genes que codificam as moléculas de adesão da membrana basal epidérmica. Em muitos casos de EB com um modo de hereditariedade autossómico recessivo, podem até ser observadas 2 mutações diferentes no mesmo indivíduo (heterozigotia composta). O tipo e a gravidade da EB em cada doente são determinados pelos tipos e combinações de mutações presentes e pelo seu efeito na transcrição em ARN mensageiro e na tradução em proteínas. Esta variabilidade no fenótipo explica a vasta gama de manifestações clínicas observadas .[(100-102)]

QUADRO 7: PRINCIPAIS TIPOS COM GENES CAUSAIS [(10 3)]

Tipo de EB	Proteína	Gene (s)
EB Simplex		
• Weber-Cockayne	Queratina 5/14	KRT 5/14
• Kobner	Queratina 5/14	KRT 5/14
• Dowling-Meara	Queratina 5/14	KRT 5/14
• Pigmentação manchada	Queratina 5	KRT 5
• Distrofia muscular	Plectina	PLEC1
EB juncional	Laminina 5	LAMA3, LAMB3,
• Herlitz	Laminina 5	LAMC3
• Não Herlitz	Colagénio XVII (BP 180)	LAMB3 COL17A1
• Atresia pilórica	Integrina alfa6 beta4	ITGA6, ITGB4
Distrófico		
- Recessivo	Colagénio VII	COL7A1
- Dominante	Colagénio VII	COL7A1

TIPO

As formas de EB são classificadas nos 3 subtipos seguintes. Estes 3 subtipos são diferenciados de acordo com o nível a que o tecido se separa e as bolhas se formam, ou seja, consoante isso aconteça acima, dentro ou abaixo da membrana basal epidérmica[50]

- Epidermólise BulhosaSimplex (92%)
- Epidermólise Bulhosa Distrófica (5%)
- Epidermólise Bulhosa Juncional (1%)

EPIDERMÓLISE BOLHOSA SIMPLES[104]

Nível de formação de bolhas: - O nível de separação da pele situa-se na célula médio-basal associado a uma aglomeração variável de filamentos intermédios.

Caraterísticas clínicas: - É uma caraterística autossómica dominante e manifesta-se à nascença ou pouco tempo depois. Caracteriza-se pela formação de bolhas ou vesículas nas mãos e nos pés em locais de fricção ou trauma. O joelho, o cotovelo e o tronco raramente estão envolvidos e as unhas são ocasionalmente afectadas. Quando a bolha cicatriza no prazo de 2 a 10 dias, não há cicatriz resultante ou pigmentação permanente

A doença parece melhorar na puberdade e o prognóstico é bom para uma esperança de vida normal.

A forma localizada limita-se apenas às mãos e aos pés e tende a agravar-se com o tempo quente[104]

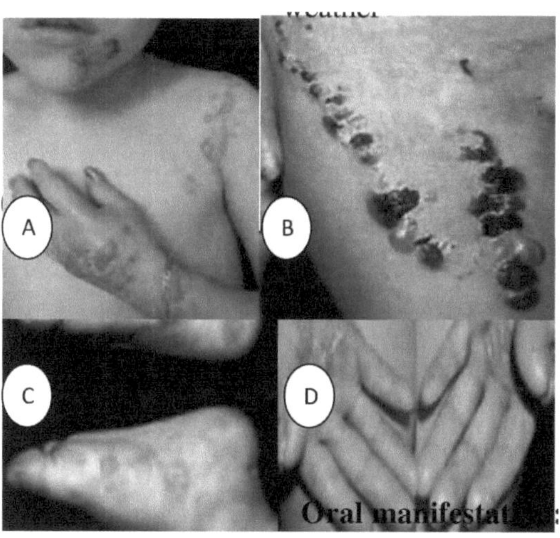

Fig. 21: Apresentação clínica da epidermólise bolhosa simples. A e B mostram um padrão anular herpetiforme com crostas e hemorragia.

C. Andar a pé provoca bolhas nos pés.

D. A hiperqueratose palmar marcada ocorre geralmente na epidermólise bolhosa simples.

Fig. 21: Apresentação clínica da epidermólise bolhosa simples. A e B mostram um padrão anular herpetiforme com crostas e hemorragia.

C. Andar a pé provoca bolhas nos pés.

D. A hiperqueratose palmar acentuada ocorre geralmente na epidermólise bolhosa simples.

Manifestação oral: - Bolhas orais

A cavidade bucal é relatada em casos ocasionais de epidermólise bolhosa generalizada, mas os dentes não são afectados .[104]

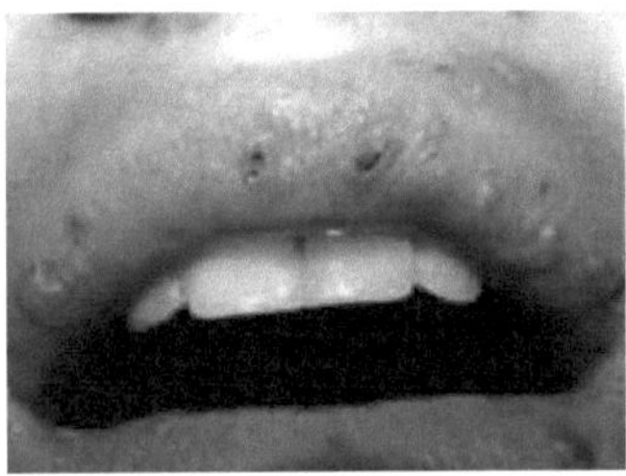

Fig. 22: Aspectos clínicos da epidermólise bolhosa: Bolhas dispostas linearmente ao longo do vermelhão do lábio

EPIDERMÓLISE BOLHOSA JUNCIONAL104

Nível de formação de bolhas: - Há formação de bolhas na lâmina lúcida.

Caraterísticas clínicas: - É uma forma extremamente grave da forma recessiva distrófica, que é incompatível com uma sobrevivência prolongada. Tem início à nascença, ausência de cicatrizes, pigmentação miliar e morte aos três meses de idade. As bolhas são semelhantes às da forma recessiva, mas desenvolvem-se em simultâneo e pode ocorrer a descamação de placas de pele.

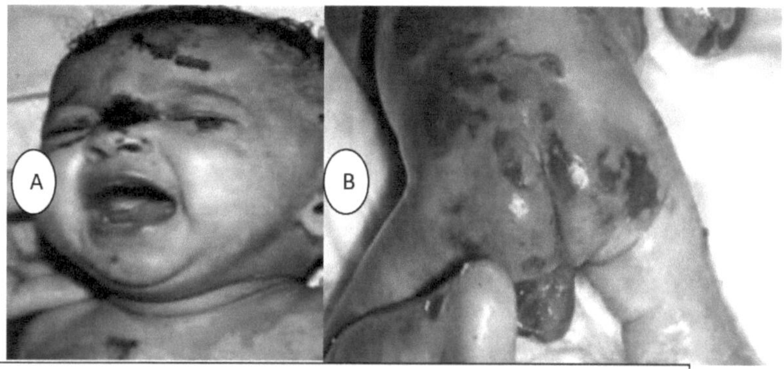

Fig. 23: Achados clínicos na epidermólise bolhosa juncional (EBJ).

A. Crostas e erosões na face de um doente com JEB de tipo não-Herlitz. B. Extensas áreas sem pele causadas por fricção num doente com JEB.

Manifestações orais: - As bolhas orais são frequentemente muito extensas e, devido à sua extrema fragilidade, produzem graves problemas de alimentação. Também ocorrem graves perturbações na formação do esmalte e da dentina dos dentes **decíduos104.**

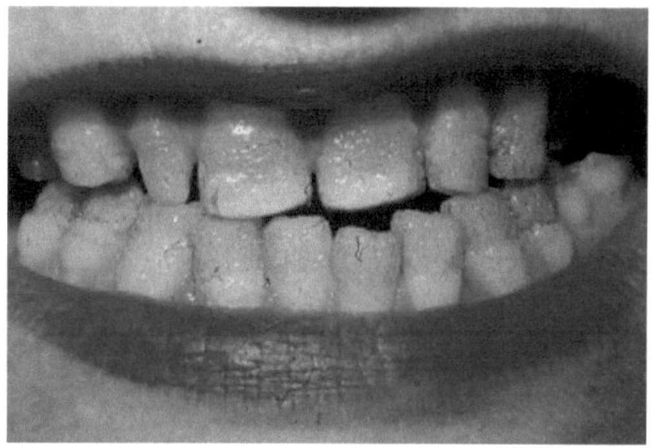

Fig. 24: Fissura profunda do esmalte num doente com JEB

EPIDERMÓLISE BOLHOSA DISTRÓFICA

A EB distrófica (DEB) está dividida em dois tipos principais, com base no modo de transmissão (autossómica dominante versus autossómica recessiva). Existem dois tipos

- EB distrófica dominante
- EB distrófica recessiva

QUADRO 8: CARACTERÍSTICAS CLÍNICAS E MANIFESTAÇÃO ORAL DA

EPIDERMÓLISE BOLHOSA DISTRÓFICA ([10] 4)

Tipos	Caraterísticas clínicas	Manifestação oral
EB distrófica dominante	• O início é na infância e pode demorar até à puberdade. • A bolha desenvolve-se normalmente nos tornozelos, joelhos, cotovelos, pés e cabeça. A cicatrização resulta em cicatrizes que, por vezes, são do tipo queloide. • O cabelo pode ser escasso, enquanto as unhas são distróficas ou ausentes com milia presente. • A queratodermia palmo-plantar com hiperidrose também pode ocorrer com ictiose e, por vezes, hipertricose	• Podem ocorrer bolhas neste tipo de doença, podendo por vezes observar-se milia oral, mas os dentes não são afectados. • Pode observar-se recessão gengival e redução da profundidade do vestíbulo bucal
EB distrófica recessiva	• A doença tem início à nascença ou muito pouco tempo depois. • Os locais típicos de envolvimento são os pés, as nádegas, as omoplatas, os sopros, os dedos e o occipital. • As bolhas contêm um líquido claro, bacteriologicamente estéril ou, por vezes, tingido de sangue. Quando estas bolhas se rompem ou se desprendem por traumatismo ou pressão, deixam uma superfície crua e dolorosa. • As bolhas curam-se com cicatrizes e milia	• Aparecimento de uma mancha branca na mucosa oral ou pelo desenvolvimento de uma área localizada de inflamação. A lesão pode ocorrer no lábio sob a forma de vesículas ou bolhas. • Ocorre a formação de cicatrizes que podem resultar na obliteração de sulcos e na restrição de
	que pode resultar num punho funcional	movimento da língua

	semelhante a um taco. - O cabelo pode ser escasso, enquanto as unhas são distróficas. **O sinal de Nikolsky** é positivo.	• Pode ocorrer rouquidão e disfagia devido a bolhas na laringe e na faringe • O envolvimento do esófago produz uma estenose grave • Defeito dentário como dentes rudimentares, dentes ausentes congénitos e dentes hipoplásicos

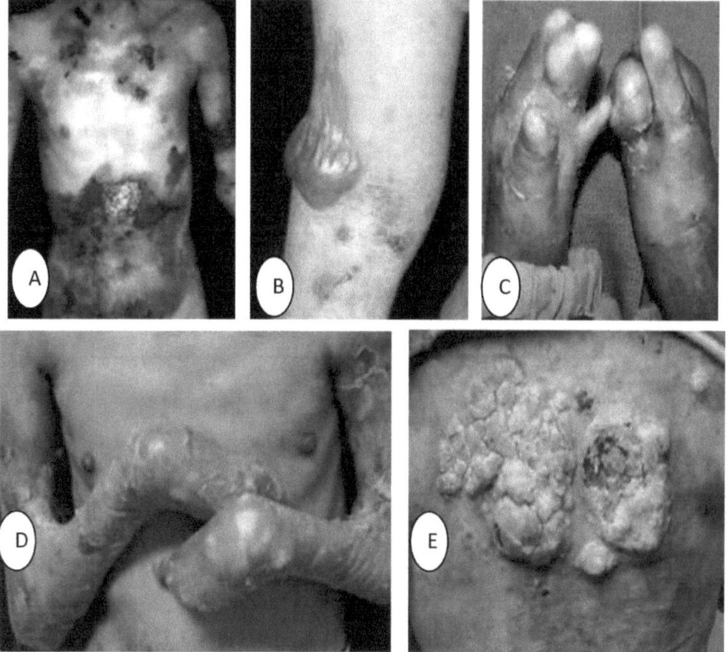

Fig. 25: Sinais clínicos em doentes com epidermólise bolhosa distrófica (rDEB) A. Grandes áreas sem pele no peito.

B. As bolhas espontâneas podem aparecer em qualquer lugar, mas são mais comuns em áreas sujeitas a fricção.

C. A lesão crónica dá origem a cicatrizes e contraturas, pseudosindactilia, contraturas articulares e queratodermia em luva que afecta as mãos de um doente com rDEB. D. As contraturas articulares extensas que afectam os cotovelos, as mãos e os joelhos limitam a mobilidade destes doentes E. Carcinoma espinocelular agressivo nas costas de um doente jovem de 24 anos.

QUADRO 9: CARACTERÍSTICAS HISTOLÓGICAS DE VÁRIOS TIPOS DE EPIDERMÓLISE BOLHOSA ([10] 4)

Tipo	Caraterísticas histológicas
Epidermólise BulhosaSimplex	• As vesículas e bolhas desenvolvem-se em resultado da destruição das células basais e suprabasais, pelo que alguns núcleos persistem no fundo da bolha. As células individuais tornam-se edematosas e mostram a dissolução dos organelos e da tonofibrila, com deslocação dos núcleos para a extremidade superior da célula • Na forma localizada, as bolhas têm uma localização interepidérmica e suprabasal. Podem ser observadas fissuras intra-epiteliais
EB distrófica dominante	- As bolhas desenvolvem-se como resultado da separação através da membrana basal PAS positiva muito fina e irregular. O tecido conjuntivo mostra ausência de fibras elásticas e oxitalânicas
EB distrófica recessiva	- A separação e a formação de bolhas ocorrem imediatamente por baixo da membrana basal PAS positiva mal definida, que permanece ligada ao teto da bolha. O tecido conjuntivo mostra uma presença aumentada de fibras pré-elásticas e oxitalânicas
Epidermólise bolhosa juncional	- É semelhante à EB distrófica recessiva

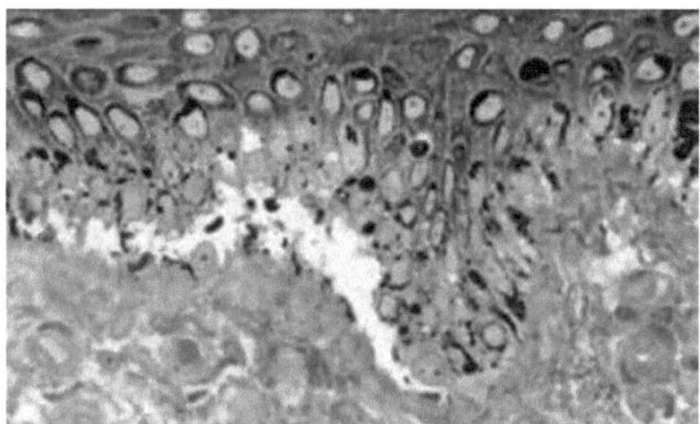

Fig 26: Achados histológicos na epidermólise bolhosa. (A) Uma secção semitinta para microscopia eletrónica corada com azul de metileno e

Azulejo II (×60). Na epidermólise bolhosa simples, a bolha forma-se na célula epidérmica basal, acima da junção dermo-epidérmica.

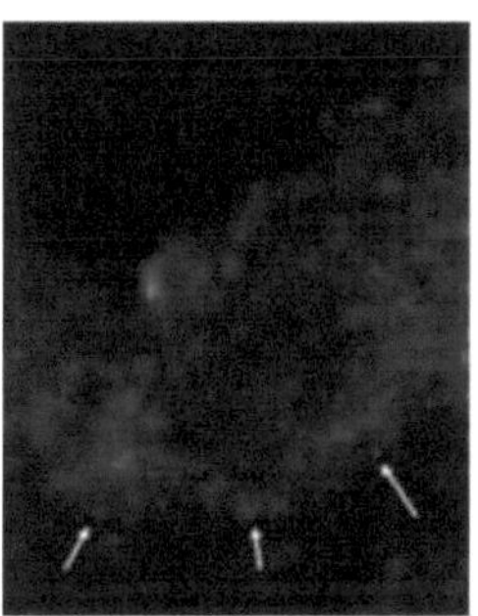

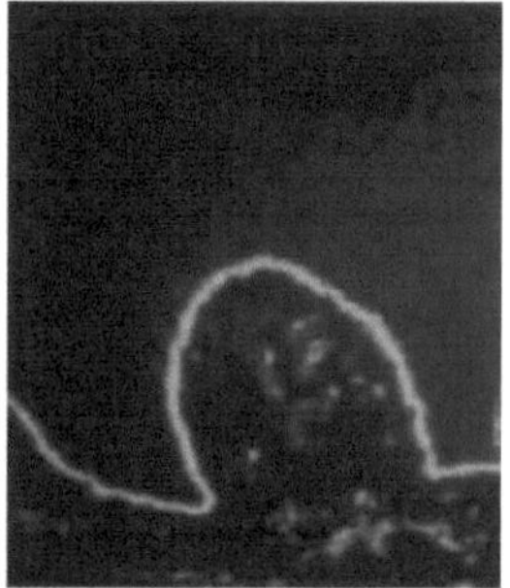

(B) Mapeamento por imunofluorescência da pele normal (×40) mostrando a presença de colagénio VII.

(C) Pele de um doente com epidermólise bolhosa distrófica grave recessiva em que não foi identificado qualquer vestígio de colagénio VII utilizando a

TRATAMENTO

Os princípios básicos subjacentes aos cuidados a prestar a todos os doentes com EB são evitar a formação de bolhas (através de uma proteção meticulosa da pele) e prevenir a infeção secundária (através de cuidados cuidadosos com as feridas, facilitados pela utilização de pensos hidrocolóides sintéticos não adesivos estéreis). Os doentes com subtipos de EB que se sabe terem maior risco de complicações extracutâneas específicas necessitam de uma vigilância cuidadosa da sua ocorrência e da implementação de intervenções adequadas (médicas; cirúrgicas; dentárias; nutricionais; psicológicas; outras) antes de os tecidos afectados ficarem gravemente lesionados. Por exemplo, os sinais e sintomas precoces de atividade da doença da córnea necessitam de uma avaliação imediata por um oftalmologista, de modo a evitar o desenvolvimento de cicatrizes permanentes na córnea e a deterioração da visão. As estenoses esofágicas sintomáticas precisam de ser dilatadas, muitas vezes repetidamente, para manter uma ingestão adequada de nutrientes por via oral. As crianças que não podem

que não conseguem ingerir nutrientes suficientes por via oral, recebem suplementos nutricionais através de gastrostomia .[105]

As deformidades das mãos, se não puderem ser evitadas através de um envolvimento noturno meticuloso dos dedos, podem ser temporariamente melhoradas através de procedimentos cirúrgicos de degloving. Os carcinomas de células escamosas, que podem surgir logo na segunda década de vida em doentes com RDEB generalizada grave

e JEB-H, são tratados por excisão ampla convencional, com acompanhamento cuidadoso para monitorizar a recorrência local ou regional. Os doentes com formas generalizadas de JEB e RDEB devem ser monitorizados através de exames DEXA seriados para detetar possível osteoporose ou osteopenia e, em subgrupos selecionados de EB, outros parâmetros laboratoriais (hematológicos; renais) ou testes de diagnóstico (ecocardiograma) também devem ser monitorizados ou realizados em série

Estão atualmente a ser exploradas várias abordagens experimentais para uma possível utilização terapêutica. Estas incluem, para os tipos de EB autossómica recessiva, a substituição genética *ex vivo*[106, 107] , o transplante de fibroblastos alogénicos (na RDEB, para fornecer uma fonte de colagénio tipo VII normal)[108, 109] , o transplante de células estaminais derivadas da medula óssea[110] e a infusão de proteínas recombinantes (ou seja, colagénio tipo VII para a RDEB)[111] . No caso da EB transmitida de forma autossómica dominante, estão a ser realizados vários estudos centrados em meios que possam regular negativamente o gene dominante negativo ou, em alternativa, compensar a sua presença através da regulação positiva de outros genes cujos produtos possam, pelo menos parcialmente, proporcionar uma maior estabilidade estrutural à pele, anulando assim o efeito da mutação subjacente. Estão atualmente em curso outros ensaios clínicos para analisar possíveis meios de melhorar a cicatrização de feridas, incluindo um ensaio em curso que avalia a eficácia potencial da aplicação tópica de uma proteína de pequeno peso molecular, a timosina β4, em feridas abertas .[112]

SÍNDROME DE MARFAN

OUTROS NOMES[113]

- Síndrome de Marfan-Achard
- Aracnodactilia

INTRODUÇÃO

A síndrome de Marfan é uma doença do tecido conjuntivo causada principalmente por mutações heterozigóticas no gene que codifica a fibrilina-1. Esta doença foi descrita pela primeira vez em 1896 pelo pediatra francês Antoine Bernard-Jean Marfan. Desde então, diferentes anomalias oculares, esqueléticas, cardiovasculares, pulmonares, cutâneas e neurológicas foram adicionadas à descrição desta doença.

para delinear o que hoje chamamos de síndrome de Marfan .[114]

O diagnóstico da síndrome de Marfan pode ser um desafio porque muitas das suas caraterísticas são dependentes do envelhecimento, outras são frequentemente observadas na população em geral, observa-se frequentemente uma variabilidade fenotípica substancial e, por fim, existe uma sobreposição considerável com outras doenças do tecido conjuntivo. Uma vez que a síndrome de Marfan está associada a morte prematura em doentes não tratados, é de grande importância fazer um diagnóstico correto e precoce .[114]

FREQUÊNCIA

A síndrome de Marfan é uma das doenças potencialmente letais mais comuns herdadas de forma mendeliana[115] . A verdadeira incidência da síndrome de Marfan é difícil de determinar, porque algumas das suas manifestações tornam-se mais evidentes com a idade e outras são comuns na população em geral.

Além disso, nos últimos 20 anos ocorreram várias alterações nos critérios de diagnóstico da doença, o que levou a que algumas condições originalmente classificadas como síndrome de Marfan sejam agora reconhecidas como entidades separadas (por exemplo, homo cisteinúria e síndrome de Loeys-Dietz)[115] . A prevalência estimada da síndrome de Marfan varia de 1 em 5.000 a 1 em 10.000 recém-nascidos vivos, afectando cada sexo em igual número.

Cerca de 75% dos doentes com o fenótipo clássico da síndrome de Marfan têm antecedentes familiares desta doença. Os restantes 25% têm mutações *de novo* .[115]

PATOGENESE

A patogénese da síndrome de Marfan ainda não foi totalmente elucidada. No entanto, acredita-se que as mutações no gene da fibrilina-1 exercem um efeito negativo dominante. A fibrilina é uma proteína da matriz extracelular que forma um componente importante das microfibrilas da matriz extracelular dos tecidos conjuntivos elásticos e não elásticos e que é essencial para a fibrilogénese elástica normal. O gene da fibrilina-1 contém 65 exões e está localizado no cromossoma 15q-21.1. A mutação da fibrilina-1 interrompe a formação de microfibrilhas, resultando assim em anomalias da proteína fibrilina e, subsequentemente, enfraquecendo o tecido conjuntivo .[51]

Alterações na via de sinalização do fator de crescimento transformador beta (TGF-β) podem levar a diversos fenótipos de Marfan. O defeito genético acaba por causar uma ligação errática entre a fibrilina e a matriz do tecido conjuntivo. Mutações no recetor 2 do fator de crescimento transformador-beta (TGF-βR2) em doentes com síndrome de Marfan tipo II (MFS2 mapeado em 3p24.2-p25) demonstraram evidências alternativas para a sinalização anormal do TGF-β na patogénese da síndrome de Marfan .[51]

CARACTERÍSTICA CLÍNICA

QUADRO 10: <u>CARACTERÍSTICAS CLÍNICAS DA SÍNDROME DE MARFAN</u>[36]

Órgão afetado	**Caraterísticas**
Esquelético	• Membros e dígitos desproporcionadamente longos (envergadura > altura) ou rácio reduzido entre os segmentos superior e inferior • Pectus excavatum ou carinatum • Escoliose
Ocular	- Ectopia lentis (deslocação ou subluxação do cristalino)
Cardiovascular	• Dilatação da raiz da aorta com regurgitação

	• Aneurisma e/ou dissecção da aorta
Diversos	- Estrias cutâneas - Ectasia dural

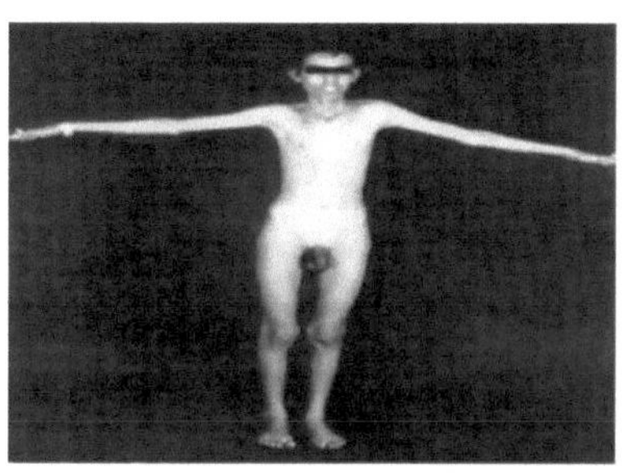

Fig 27: External phenotype of Marfan syndrome showing tall stature, long arm span, and limbs disproportionately greater than the body

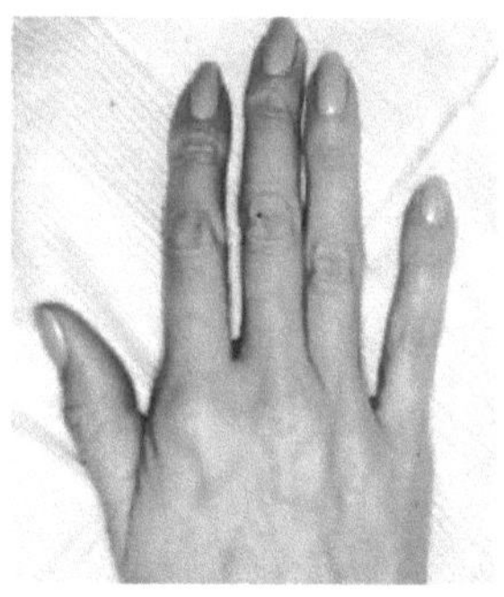

Fig 28: Arachnodactyly: long and slender fingers

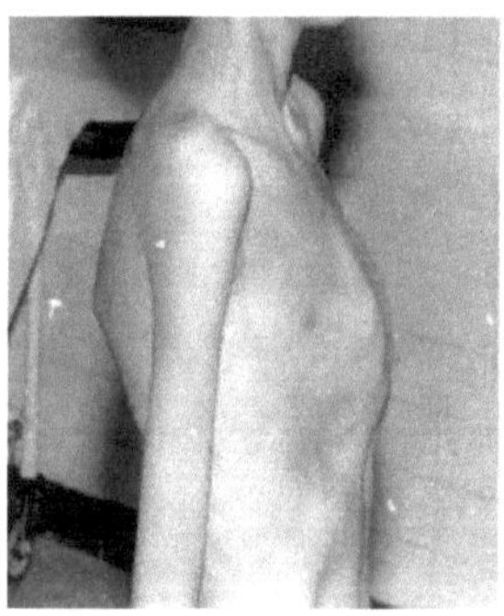

Fig 30: Pectus carinatum

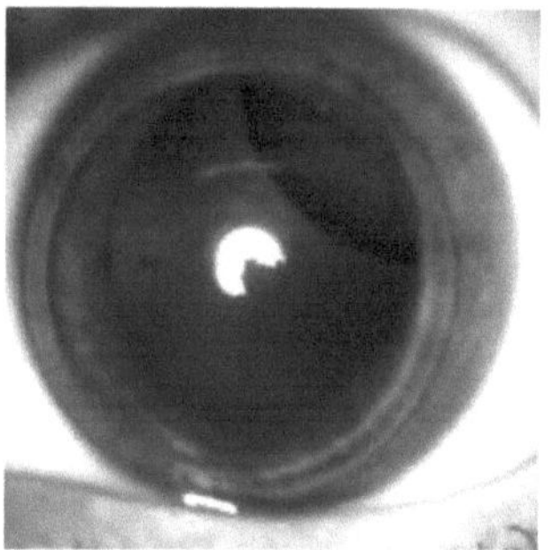

Fig 29: Ectopia lentis-supranasal subluxation of the lens.

MANIFESTAÇÃO ORAL[113]

- De acordo com Baden e Spirgi, que analisaram a manifestação oral desta doença, uma abóbada palatina alta e arqueada é prevalente e pode ser um achado constante.
- A úvula bífida também é registada, bem como a má oclusão.
- Foram ocasionalmente relatados múltiplos quistos odontogénicos do maxilar e da

mandíbula, mais recentemente por Oatis e colaboradores.

- Aspeto facial (hipoplasia malar, enopthalmos)
- Disartrose da ATM.
- Também ocorrem calcificações da polpa.

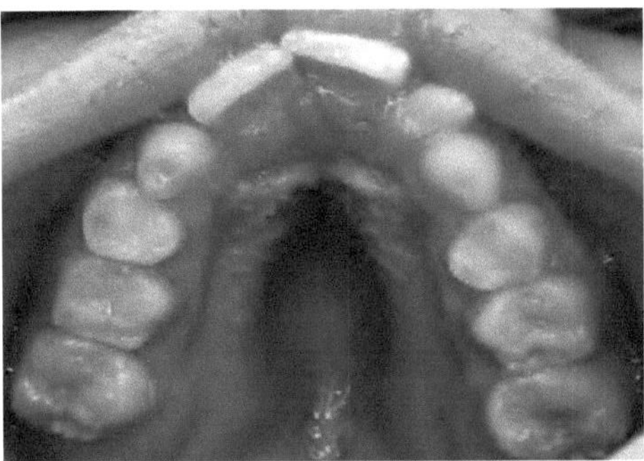

Fig. 31: Palato muito arqueado associado à síndrome de Marfan.

TRATAMENTO

- Os indivíduos diagnosticados com a doença necessitarão de monitorização ao longo da vida e serão seguidos por vários profissionais de saúde familiarizados com a doença, incluindo geneticistas clínicos, cardiologistas, oftalmologistas, cirurgiões ortopédicos e pediatras gerais. Todos os indivíduos devem efetuar um ecocardiograma e uma revisão oftalmológica anualmente, ou mais frequentemente se houver indicação clínica. As complicações podem ser evitadas se os doentes forem observados regularmente pelos seus vários especialistas.

- A gestão ativa é importante porque a deteção e o tratamento precoces dos possíveis problemas podem evitar complicações graves, melhorando o prognóstico e prolongando a vida.

- O tratamento atual (por exemplo, beta-bloqueadores e cirurgia electiva) adia, mas não pode evitar, as complicações da aorta. Os ensaios clínicos em curso que estão a avaliar se o tratamento com losartan leva a uma diminuição clinicamente relevante da dilatação da aorta em doentes adultos com síndrome de Marfan parecem promissores.

- Os indivíduos devem manter-se activos com actividades aeróbicas realizadas com moderação, mas devem evitar desportos de contacto, corridas de longa distância e treino com pesos. Os indivíduos com risco de pneumotórax recorrente devem também evitar respirar contra a resistência, por exemplo, mergulhar com escafandro ou tocar instrumentos de sopro.

- Aconselhamento genético e rastreio familiar.

LÚPUS ERITEMATOSO SISTÉMICO

INTRODUÇÃO

O lúpus eritematoso sistémico (LES) é uma doença autoimune de origem desconhecida que afecta o tecido conjuntivo e vários órgãos de um indivíduo. As manifestações clínicas do LES variam muito, afectando sistemas e órgãos, e o curso da doença oscila entre períodos de exacerbação e remissão. O nome desta doença inflamatória crónica deve-se às manchas eritematosas caraterísticas que atravessam a ponte do nariz e formam uma configuração de borboleta nas regiões malares da face. O termo "lúpus" deriva da natureza erosiva da doença, que foi comparada aos danos causados por um lobo esfomeado. A erupção cutânea, no entanto, não é patognomónica desta doença e o diagnóstico não deve depender dela .[116]

PREVALÊNCIA

O LES é até 10 vezes mais frequente nas mulheres do que nos homens e, normalmente, tem uma predileção pelas mulheres em idade fértil. É difícil obter dados fiáveis sobre a prevalência do LES. Os métodos variáveis de recolha de dados e a inconsistência na definição dos casos contribuem para este problema, mas é evidente que as estatísticas variam consoante a etnia. Estima-se que a prevalência global seja de cerca de 1 por 1000. Um estudo realizado em Birmingham, no Reino Unido, concluiu que a prevalência era de 27,7/100 000 na população em geral, mas quase 9 vezes mais elevada nas mulheres afro-caribenhas. Dados de um inquérito nacional de saúde nos EUA revelaram que a prevalência de LES auto-reportada (definida como tendo recebido um diagnóstico de LES por um médico) era de 241/100.000. Reconhecendo que isto pode muito bem ser uma sobre-estimativa, a combinação da autoavaliação com provas de uma prescrição atual de medicamentos anti-maláricos, corticosteróides ou outros medicamentos imunossupressores reduziu este valor para 53,6/100.000 .[38]

ETIOLOGIA/PATOGÉNESE

A heterogeneidade clínica desta doença é espelhada pela sua complexa etiopatogénese[117] . Os estudos com gémeos indicaram inicialmente a importância dos factores genéticos, e o rastreio do genoma revelou uma série de potenciais loci de interesse. No indivíduo suscetível, a doença pode resultar de uma variedade de factores ambientais, incluindo a exposição à luz solar, medicamentos e infecções, particularmente pelo vírus Epstein-Barr. Mesmo num doente, as crises de lúpus podem resultar de diferentes precipitantes em alturas diferentes .[38]

Apesar de um trabalho exaustivo, os mecanismos patológicos exactos do LES ainda não são totalmente compreendidos. A maioria dos doentes apresenta níveis elevados de auto-anticorpos, dirigidos em particular contra componentes nucleares, como nucleossomas, ADN e histonas, e é geralmente aceite que pelo menos alguns destes têm um papel diretamente patogénico, quer precipitando como complexos imunes em órgãos-alvo, quer através de reacções cruzadas com outros antigénios funcionalmente relevantes. A presença e a persistência destes auto-anticorpos indicam uma anomalia na tolerância, que resulta de uma combinação de manipulação anormal dos auto-antigénios após a apoptose e de uma função alterada dos linfócitos T e B .[38]

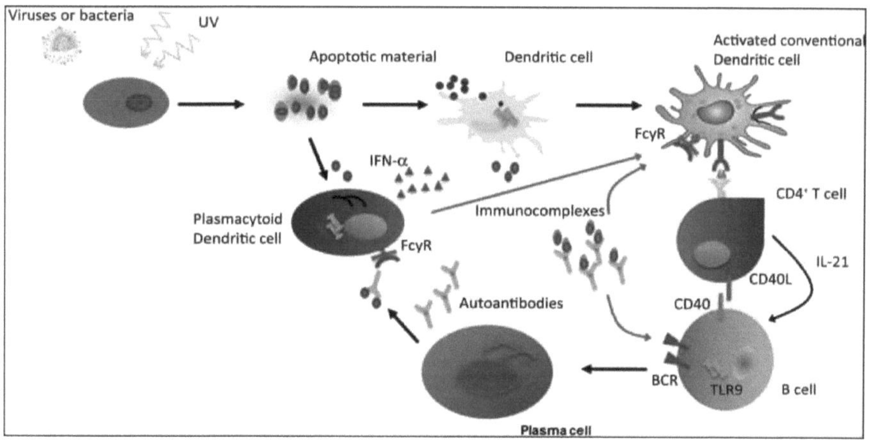

Fig. 32: No lúpus eritematoso sistémico, todas as vias conduzem à produção de interferão α (IFNα) mediada por ácidos nucleicos endógenos. O aumento da produção de antigénios autóctones durante a apoptose (relacionada com UV e/ou espontânea), a diminuição da eliminação, a manipulação e a apresentação desreguladas são importantes para o início da resposta autoimune. Os nucleossomas que contêm ligandos de perigo endógenos que se podem ligar a receptores de padrões moleculares associados a agentes patogénicos são incorporados em bolhas apoptóticas que promovem a ativação de DCs e células B e a produção de IFN e autoanticorpos, respetivamente. Os receptores de superfície celular, como o BCR e o FcR IIa, facilitam a endocitose de material contendo ácido nucleico ou complexos imunes e a ligação a receptores endossómicos da imunidade inata, como os TLR. Nas fases iniciais da doença, quando os auto-anticorpos e os complexos imunes podem não ter sido formados, os péptidos antimicrobianos libertados pelos tecidos danificados, como os LL37 e

as armadilhas extracelulares dos neutrófilos, podem ligar-se aos ácidos nucleicos, inibindo a sua degradação e facilitando assim a sua endocitose e a estimulação dos TLR-7/9 nas CD plasmocitóides. O aumento das quantidades de ácidos nucleicos endógenos relacionados com a apoptose estimula a produção de IFN e promove a autoimunidade, quebrando a auto-tolerância através da ativação e da promoção da maturação das CD convencionais (mielóides). As CD imaturas promovem a tolerância, enquanto as CD maduras activadas promovem a auto-reatividade. A produção de auto-anticorpos pelas células B no lúpus é determinada pela disponibilidade de antigénios endógenos e depende em grande medida da ajuda das células T, mediada por interações da superfície celular (CD40L/CD40) e citocinas (IL21). Os complexos imunes que contêm cromatina estimulam vigorosamente as células B devido à ligação cruzada combinada BCR/TLR.

DC, célula dendrítica, BCR, recetor de células B, FcR, recetor Fc, UV, ultravioleta; TLR, recetor do tipo toll. Reproduzido com autorização de Bertsias GK, Salmon JE, Boumpas DT. Oportunidades terapêuticas no lúpus eritematoso sistémico: estado da arte e perspectivas para a nova década. *Ann Rheum Dis* 2010; 69:1603-11 .[118]

CARACTERÍSTICA CLÍNICA

QUADRO 11: <u>CARACTERÍSTICAS CLÍNICAS DA LES</u>

Sistema envolvido	Caraterísticas
Sintomas constitucionais	- A fadiga, a perda de peso e a febre não constituem uma ameaça para a vida, mas têm um impacto significativo na qualidade de vida .[119]
Doença renal	• Afecta cerca de 30% dos doentes com LES e continua a ser a complicação mais perigosa e com maior risco de vida. • Os doentes que desenvolvem nefrite lúpica fazem-no mais frequentemente nos primeiros anos da doença. • Uma vez que o envolvimento renal é frequentemente assintomático, sobretudo no início, é crucial efetuar análises regulares à urina e monitorizar a tensão arterial.

	• O envolvimento renal é caracterizado por
	proteinúria (> 0,5 g/24 horas), e/ou cilindros de glóbulos vermelhos, sendo geralmente recomendada a referenciação precoce para biópsia renal.
Neuropsiquiatria lúpica (NPSLE)	- Ocorre em cerca de 20% dos casos. As caraterísticas clínicas variam desde uma doença do sistema nervoso central que provoca cefaleias e convulsões, ou diagnósticos psiquiátricos que incluem depressão e psicose, até ao envolvimento do sistema nervoso periférico que provoca neuropatia[38]
Doenças músculo-esqueléticas	- A artralgia e a mialgia ocorrem na maioria dos doentes. A clássica "artropatia de Jaccoud", embora não cause uma artrite destrutiva, pode resultar em deformidade significativa e incapacidade funcional .[38]
Pele	• ***O envolvimento da pele*** no lúpus também é muito comum. Para além das erupções cutâneas malares e discoides clássicas, está frequentemente presente uma fotossensibilidade mais generalizada e, além disso, sabe-se que a exposição solar desencadeia crises de doença sistémica. • A alopecia pode ser cicatricial, quando associada a lesões discoides, ou mais difusa, frequentemente flutuando com a atividade da doença[38] . .
Hematológico	- Inclui anemia normocítica normocrómica, trombocitopenia (por vezes, mas nem sempre, associada a anticorpos antifosfolípidos) e leucopenia. Hematologia grave
	pode ocorrer, mas isso é relativamente 120 raros

Respiratório	- A pleurite, que causa dor no peito, tosse e falta de ar, é a manifestação pulmonar mais comum do LES[38]
Gastrointestinal	- O envolvimento gastrointestinal resulta mais frequentemente em dor abdominal não específica e dispepsia, embora possa não ser claro se essa dor resulta da própria doença ou dos efeitos secundários dos medicamentos .[38]

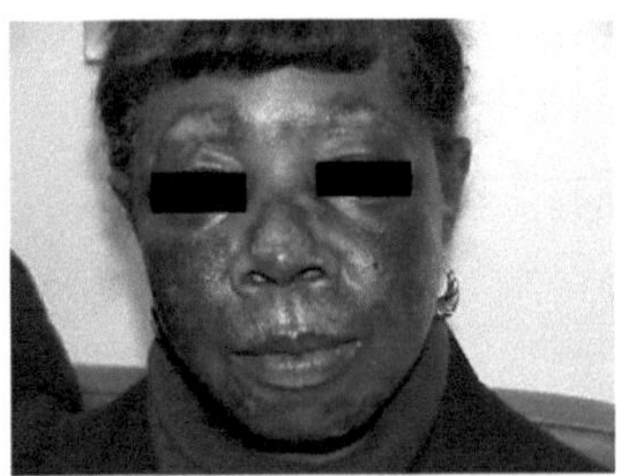

Fig 33: Facial lupus rashes with a malar distribution. Note the erythema (indicating disease activity), keratin plugged follicles, and dermal atrophy. The characteristic pattern of hyper - pigmentation at the active border and hypo- pigmentation at the inactive centre is especially evident in black patients. Lupus lesions are usually found on the face, scalp, ears or neck.

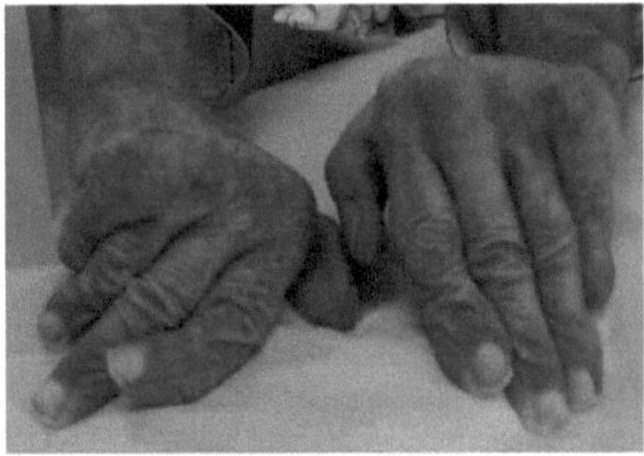

Fig 34: Jacoud-type arthropathy. Deformities in the hands such as ulnar drift at the metacarpophalangeal joints, swan neck and boutonniere deformities, and hyperextension at the interphalangeal joint of the thumb closely resemble those seen in rheumatoid arthritis. The absence of erosions on radiographs and their reducibility distinguish this condition from the deforming arthritis of rheumatoid arthritis. Courtesy of Dr D Vassilopoulos.

MANIFESTAÇÃO ORAL[17, 121]

- As lesões intra-orais típicas encontradas no paciente com LES são múltiplas placas brancas com margens escuras e roxo-avermelhadas.

• A hiperemia e o edema são acentuados, aumentando a tendência para hemorragias, petéquias e ulcerações superficiais. No entanto, historicamente, a única manifestação oral tida em conta é a ulceração oral. A prevalência da ulceração (que é a manifestação oral mais frequentemente relatada no LES) tem sido relatada entre 7% e 41%, de acordo com vários investigadores, e pensa-se que aumenta de gravidade com a progressão do LES e indica a atividade clínica global da doença.

• Shklar e McCarthy observaram danos muito mais significativos na mucosa oral em pacientes com LES do que naqueles com o tipo discoide de lúpus.

• Alguns autores descrevem manifestações intra-orais do LES que envolvem hipermobilidade dos dentes, língua despapilada coberta por queratose epitelial e sensação de ardor na língua.

• Tal como indicado por Shearn e Pirofsky em 1952, os doentes com LES podem frequentemente demonstrar muitas das mesmas caraterísticas que os doentes com síndrome de Sjogren

• Segundo Martin, a xerostomia parece ser provocada por uma inflamação crónica das glândulas salivares, causando a oclusão e a atrofia dos canais. Nesse estudo, em vários momentos, muitos dos indivíduos demonstraram glândulas salivares doridas e inchadas que não segregam normalmente. Os surtos ocorrem de diferentes formas e duram vários períodos.

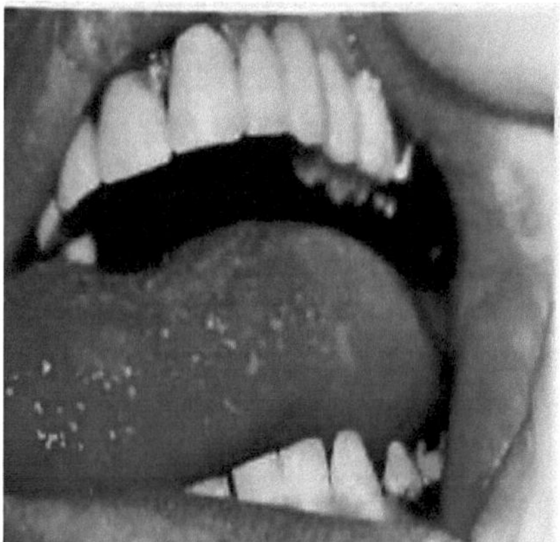

Fig. 35: Doente com lúpus eritematoso sistémico: glossite, depapilação e ulceração da língua petéquias na mucosa labial e na língua.

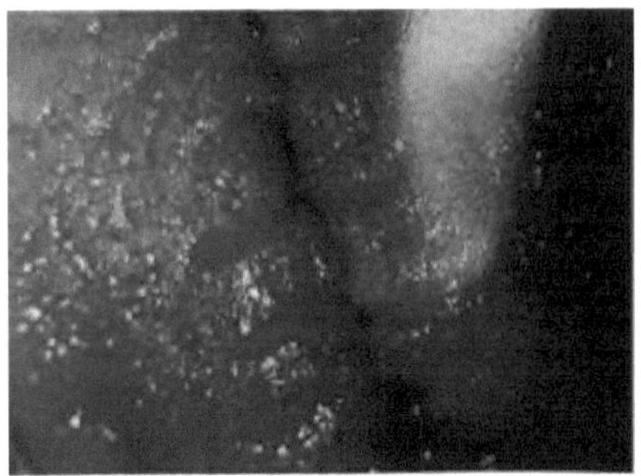

Fig 36: Doente com lúpus eritematoso sistémico: despapilação generalizada do dorso da língua, fissuras e sulcos, petéquias e ulceração.

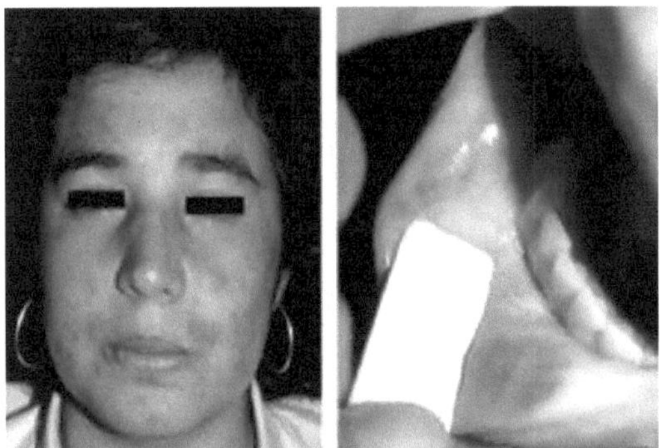

Fig. 37: LE cutânea e oral aguda: **A)** LE cutânea aguda: erupção típica eritematosa e edematosa em forma de borboleta na face. **B)** Máculas eritemato-purpúricas na mucosa labial do mesmo doente. Estas representam exatamente as mesmas lesões que na pele, mas por vezes podem ser observadas sem lesões cutâneas

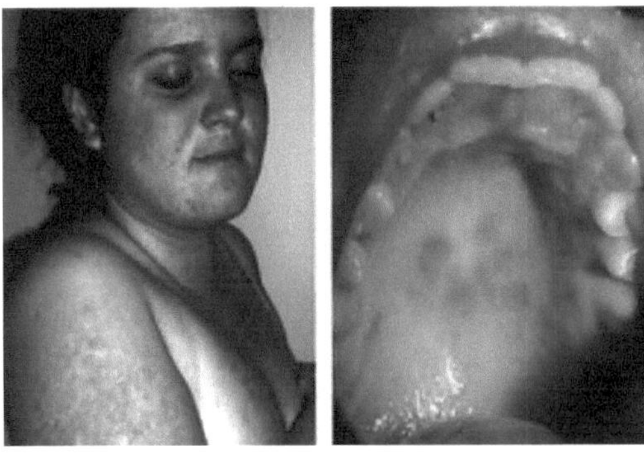

Fig 38: LE cutâneo e oral subagudo: **A)** Lesões típicas do LES com fotossensibilidade marcada. **B)** Manchas vermelhas, redondas e discretamente atróficas no palato do mesmo doente. Estas lesões são raras porque o LECS é altamente fotossensível.

CARACTERÍSTICA HISTOLÓGICA

Caracteristicamente, os doentes com LES apresentam alterações significativas no tecido conjuntivo de vários órgãos. Entre os achados mais caraterísticos está a presença de corpos de hematoxilina, que consistem em massas globulares homogéneas de material nuclear que se coram de púrpura azulado com hematoxilina e são morfológica e histologicamente idênticos ao corpo de inclusão da célula LE. Outras caraterísticas patológicas iniciais incluem uma vasculite de gravidade variável marcada pela infiltração celular de pequenas artérias; partes das paredes arteriais podem tornar-se necróticas e podem conter depósitos fibrinóides. No LES, estes depósitos fibrinóides contêm complexos imunitários constituídos por ADN, antiADN (IgG) e complemento. No baço, estas lesões vasculares assumem a forma de fibrose periarterial concêntrica dos vasos pencilares.

Os gânglios linfáticos em doentes com LES que têm doença ativa demonstram alterações inespecíficas, consistindo em hiperplasia folicular associada a áreas de necrose. Nalguns casos, estas podem assemelhar-se a linfomas foliculares gigantes.

As alterações no cérebro, rins e outros órgãos variam e reflectem micro hemorragias e infiltrados perivasculares focais. A vasculite é comum e são encontrados depósitos de imunoglobulina e de proteínas do complemento nos capilares dérmicos e nos pequenos vasos. Quase todos os doentes com LES têm anomalias imunopatológicas nos rins, resultando em insuficiência renal e vários níveis de nefrite devido aos depósitos de imunoglobulina e infiltrados perivasculares.

As alterações cutâneas associadas ao LES incluem vasculite e angiite leucocitoclástica, que podem ter um aspeto clínico purpúrico ou de urticária. Os infiltrados perivasculares na derme aparecem como lesões cutâneas maculo-papulares. O doente com LES pode também manifestar alguns dos sinais clínicos do lúpus discoide crónico, com áreas de hiperqueratose, obstrução folicular, perda de apêndices dérmicos e degeneração da camada basal do epitélio [17, 122].

Fig. 39: As úlceras orais na LE representam mucosite de interface lúpica específica ulcerada: **A)** Ulcerações palatinas num doente com LE sistémica.

B) A histopatologia da mesma lesão revelou mucosite perivascular superficial e profunda ulcerada com inflamação na interface, sem sinais de vasculite

TRATAMENTO

O LES é uma doença recidivante e remitente, e os objectivos do tratamento são triplos: gerir os períodos agudos de doença potencialmente fatal, minimizar o risco de crises durante os períodos de relativa estabilidade e controlar os sintomas diários menos fatais, mas frequentemente incapacitantes. A nossa compreensão limitada da patogénese exacta do LES significa que a maioria dos tratamentos continua a ter uma ação imunossupressora geral e, por conseguinte, comporta um risco significativo de efeitos adversos.

No extremo mais suave do espetro, a hidroxicloroquina é normalmente utilizada. Esta é eficaz para doenças de pele, dores nas articulações e fadiga. Os anti-inflamatórios não esteróides também são úteis para a artralgia e a artrite, embora um tratamento mais agressivo com

metotrexato pode ser necessário. As doses baixas de esteróides orais ou as injecções intramusculares de preparações de esteróides de depósito são por vezes utilizadas para a doença ligeira, mas as terapias imunossupressoras e as doses elevadas de esteróides são geralmente reservadas para o envolvimento de órgãos importantes.

Do mesmo modo, os tratamentos imunossupressores, como a ciclofosfamida e a azatioprina, também são utilizados para o envolvimento do sistema nervoso central e, raramente, para a serosite e a doença hematológica. Para além disso, a trombocitopenia autoimune persistente requer, por vezes, imunoglobulina.

Numa tentativa de melhorar o tratamento, estão a ser desenvolvidas terapias biológicas que visam células ou moléculas específicas do sistema imunitário que funciona de forma anormal. Por exemplo, a depleção de células B utilizando rituximab, um anticorpo monoclonal anti-CD20 anteriormente utilizado no tratamento de linfomas de células B, está agora a ser utilizado em doentes com doença grave que não responderam aos tratamentos convencionais .[38]

ESCLEROSE SISTÉMICA (SSC)

OUTROS NOMES[6]

- Esclerodermia,
- Esclerose sistémica progressiva.
- Doença de Hide-Bound

INTRODUÇÃO

A ES é uma doença autoimune multissistémica que afecta as pequenas artérias, os microvasos e os fibroblastos, resultando na obliteração vascular, na acumulação de colagénio e na formação de cicatrizes (fibrose) na pele e nos órgãos internos. Isto leva a que a pele fique rígida e a danos no trato gastrointestinal, nos pulmões, no coração e nos rins. A especificidade serológica da doença é a presença de anticorpos antinucleares (ANAs) que se dirigem principalmente contra enzimas nucleares celulares, como a DNA topoisomerase -1 (anti-Topo I) e RNAn polimerases, bem como proteínas centroméricas (anticorpos anticentrómero, ACA) .[26]

PREVALÊNCIA

A doença tem uma distribuição mundial e afecta todas as raças. É mais frequente e grave em mulheres jovens de raça negra. O pico de incidência encontra-se entre a terceira e a quinta década de vida. A proporção entre mulheres e homens é de aproximadamente 5:1. A incidência anual é de 14,1 casos por milhão. A prevalência varia de 19 a 75 casos por 100.000 pessoas. Por razões que não foram bem compreendidas, a prevalência mais elevada foi registada nos nativos americanos Choctaw do Oklahoma (472/100.000 pessoas) .[123]

ETIOLOGIA

A SSc é bastante comum em mineiros de carvão e ouro e em trabalhadores expostos a cloreto de vinilo, epoxiresinas e hidrocarbonetos aromáticos. Os indivíduos que tomam pentazocina, bleomicina e produtos que contêm L-triptofano desenvolvem caraterísticas semelhantes à SSc. No entanto, todos estes factores não explicam a doença desenvolvida espontaneamente. A ativação do sistema imunitário é uma caraterística marcante da doença. Os auto-anticorpos e os infiltrados linfocíticos perivasculares (principalmente linfócitos T CD4 positivos) indicam a ativação do sistema imunitário. As células T CD4 positivas podem ser activadas por componentes da membrana basal endotelial, como a laminina e o colagénio de tipo IV. Consequentemente, estas células segregam um fator citotóxico endotelial, denominado granzima, bem como o fator de necrose tumoral (TNF), que ativa as células endoteliais e o fator de crescimento transformador - β (TGF-β), que ativa os fibroblastos para expressarem o TGF- β e o fator de crescimento derivado das plaquetas (PDGF). O PDGF ativa os fibroblastos para segregarem quantidades crescentes de colagénio .[26]

TIPOS[124]

Clinicamente, a doença pode ser dividida em diferentes subtipos

- Esclerose sistémica difusa ou progressiva
- Forma localizada

i. Circunscrita ou Morfeia

ii. Esclerodermia linear

CARACTERÍSTICA CLÍNICA

QUADRO 12: <u>CARACTERÍSTICAS CLÍNICAS DA ESCLEROSE SISTÉMICA</u> ([124])

TIPOS	CARACTERÍSTICAS
Esclerose sistémica progressiva	• Início na infância ou no adulto jovem e maior incidência entre os 30 e os 50 anos de idade • Homem: mulher(1:3) • Desenvolvimento de edema indurado da pele, nevralgia e parestesia • O fenómeno de Raynaud afecta quase todos os doentes. • O envolvimento músculo-esquelético é evidente em 1/3 a 1/2 dos doentes e manifesta-se por poliartrite simétrica semelhante à artrite reumatoide e fraqueza muscular. • Pode ocorrer hiperpigmentação, telangiectasia e

	calcificação subcutânea.
Forma localizada (circunscrita ou morfeia)	Ocorre normalmente nos lados do peito e das coxas Começa com manchas violáceas na
	pele. Estas lesões aumentam de tamanho, tornam-se endurecidas e acabam por perder o pelo e a capacidade de transpirar. Podem estar presentes durante vários meses a muitos anos. Progressivamente, estas lesões transformam-se em áreas hipo e hiperpigmentadas deprimidas abaixo do nível da pele.
Forma localizada (linear)	Uma forma linear da doença desenvolve-se como uma fina faixa de esclerose que pode percorrer todo o comprimento das extremidades, envolvendo o músculo, o osso e as articulações subjacentes. Uma banda constituída por um sulco com uma crista elevada num dos lados é designada por **golpe de sabre**, uma vez que se assemelha à marca produzida pelo golpe de sabre.

MANIFESTAÇÃO ORAL[124]

- A língua, o palato mole, o lábio e a laringe estão normalmente envolvidos. Caracterizam-se por um edema ligeiro, seguido de atrofia e endurecimento do tecido mucoso e muscular
- O lábio torna-se fino, rígido e parcialmente fixo, produzindo microstomia e a abertura bucal estreita-se consideravelmente. As pregas cutâneas perdem-se à volta da boca.
- Aparência da bolsa de tabaco com fio de bolsa
- As asas nasais tornam-se atrofiadas, resultando no aspeto comprimido do nariz, denominado espécie de rato
- A língua pode tornar-se dura e rígida, o que resulta em dificuldade para falar e engolir
- O frénulo lingual encurta e torna-se tendinoso
- O envolvimento do esófago provoca disfagia

• O envolvimento dos tecidos moles à volta da ATM leva à restrição do movimento da mandíbula, causando uma pseudo-anquilose

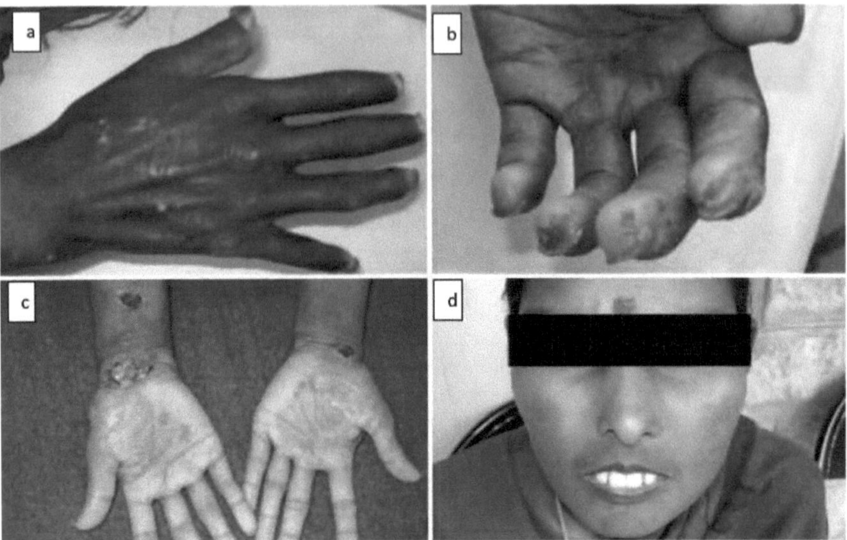

Fig. 40: (a) Falanges terminais deformadas com hiper e hipopigmentação; (b) Cicatrizes digitais com buracos; (c) Calcinose cutânea; (d) Rosto em forma de máscara, nariz pequeno e apertado, com aspeto de boca de peixe

CARACTERÍSTICA HISTOLÓGICA

Há espessamento e hialinização das fibras de colagénio na pele, com perda de apêndices dérmicos, particularmente das glândulas sudoríparas. Há atrofia do epitélio com perda de rete pegs e aumento da pigmentação por melanina. A gordura subcutânea desaparece e as paredes dos vasos sanguíneos tornam-se escleróticas. No ligamento periodontal, verifica-se um aumento das fibras de colagénio e de oxitalano, bem como o aparecimento de hialinização ou esclerose do colagénio com diminuição do número de células do tecido conjuntivo, que se encontra normalmente .[124]

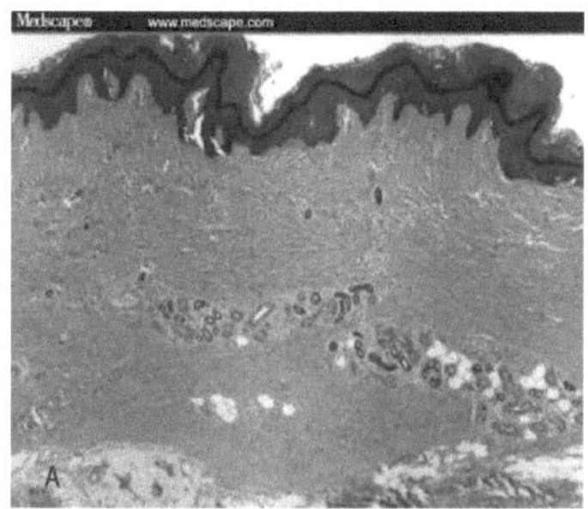

Fig. 41: Vista em baixa resolução da histologia caraterística da esclerodermia progressiva, mostrando atrofia do epitélio e hialinização das fibras de colagénio

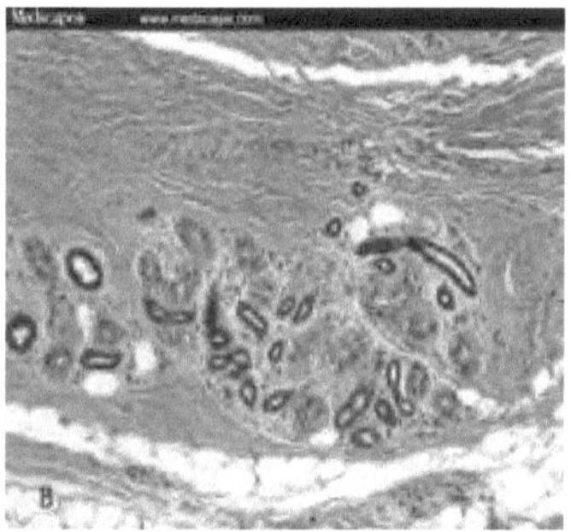

Fig. 42: Vista de alta resolução da histologia caraterística da esclerodermia localizada, mostrando espirais écrinas "presas" na derme profunda

TRATAMENTO

A D-penicilamina, um fármaco que se mostrou promissor no tratamento, diminuindo o espessamento da pele e o envolvimento dos órgãos através da interferência na ligação cruzada do colagénio e da imunossupressão .[124]

FIBROSE SUBMUCOSA ORAL

OUTROS NOMES[125]

- Atrophica idiopathic mucosae oris
- Esclerodermia idiopática da boca
- Fibrose palatina idiopática
- Estomatite esclerosante

INTRODUÇÃO

Trata-se de uma doença crónica e pré-cancerosa de alto risco. Esta doença era prevalente na época de Sushruta, um grande praticante da medicina antiga, que a rotulou de "vidhari". Após muitos anos, Schwartz, em 1952, foi a primeira pessoa a trazer esta doença de novo para a ribalta[125]

É uma doença crónica insidiosa que afecta qualquer parte da cavidade oral e, por vezes, a faringe, embora ocasionalmente precedida por e ou associada à formação de vesículas, está sempre associada a uma reação inflamatória justaepitelial seguida de alterações fibroelásticas da lâmina própria, com atrofia epitelial que leva à rigidez da mucosa oral e provoca trismo e incapacidade de comer .[125]

ETIOLOGIA

QUADRO 13: FACTORES ETIOLÓGICOS DA OSMF ([12] 5)

FACTOR	Caraterística
CHILLES	- Pensa-se que a utilização de pimentas desempenha um papel etiológico na fibrose submucosa oral. A capsaicina é o ingrediente ativo das malaguetas. É a vanililamida do ácido 8-metil 6-nonénico, que é um irritante ativo das pimentas
TABACO	- É um irritante conhecido e um fator causal de malignidade oral. Pode atuar como um irritante local.
LIME	- A cal é utilizada com a noz de betal para mastigar. Provoca irritação local e lesões na mucosa com

	vesículas
	e formação de úlceras em indivíduos susceptíveis. Actua como um irritante local.
NOZ DE BÉTELE	- A noz de bétel contém alcalóides de areca, predominantemente acrecolina. Nos mastigadores habituais de noz de bétel, a OSMF pode ser causada pela quantidade de ácido tânico contido na noz de bétel, pela influência da mistura de cálcio em pó e pela ação condicional da acrecolina contida na noz de bétel, afectando o fornecimento vascular da mucosa oral e provocando uma perturbação neurotrófica. O metabolismo da nitrosamina específica da noz de areca conduz à formação de cianoetilo, que se liga à o-metil guanina no ADN. A exposição prolongada a este irritante leva à transformação maligna
DEFICIÊNCIA NUTRICIONAL	- Esta é uma doença caracterizada por vesiculações e ulcerações repetidas da cavidade oral. Nestes casos, tem-se suspeitado de uma deficiência subclínica de vitaminas do complexo B. A deficiência pode ser precipitada pelo efeito de uma nutrição deficiente devido a uma ingestão alimentar deficiente em casos avançados e pode ser o efeito e não a causa da doença.
METABOLISMO DEFEITUOSO DO FERRO	- A anemia hipocrómica microcítica com ferro sérico elevado foi descrita na fibrose submucosa, mas não existem provas definitivas para apoiar este efeito de causa
	relação.
INFECÇÕES BACTERIANAS	- A toxicidade estreptocócica é também um fator na etiologia da fibrose submucosa oral, tal como em algumas outras doenças do colagénio, como a doença

	reumática. A Kleibsiella rhinoscleromatis pode ser um fator na causa da fibrose submucosa
DOENÇAS DO COLAGÉNIO	- Pensa-se que a fibrose da submucosa oral é uma doença localizada do colagénio da cavidade oral, estando associada à esclerodermia, artrite reumatoide, contratura de Duputreyen e fibrose intestinal. Suspeitou-se também de uma ligação entre a esclerodermia e a fibrose da submucosa oral, com base na semelhança das caraterísticas histológicas.
DOENÇAS IMUNOLÓGICAS	- Os níveis elevados de ESR e de globulina são indicativos de uma doença de imunodeficiência. Os níveis séricos de imunoglobulina IgA, IgG e IgM estão significativamente aumentados na OSMF. Estes níveis elevados sugerem um estímulo antigénico na ausência de qualquer infeção. Os auto-anticorpos circulantes também estão presentes em alguns casos de OSMF
SUSCEPTIBILIDADE GENÉTICA	- A ocorrência familiar de OSMF também foi relatada
ALTERAÇÃO DA COMPOSIÇÃO SALIVAR	- O estudo da saliva em casos de OSMF mostrou um aumento do pH, um aumento da amilase salivar, um baixo nível de cálcio, um aumento da
	fosfatase alcalina e potássio e nível normal de imunoglobulina salivar. O fator precipitante da fibrina na saliva foi atribuído ao aumento do fibrinogénio plasmático. Isto deve-se provavelmente ao aumento do teor de fibrina na dieta.

PATOGENESE

A fibrose da submucosa oral resulta num aumento da produção de colagénio pelos fibroblastos. Além disso, há uma diminuição da degradação que leva à acumulação de quantidades excessivas de colagénio.

QUADRO 14: PATOGÉNESE DA OSMF ([12] 5)

Aumento da produção de colagénio	• Sob a influência da noz de areca, os fibroblastos diferenciam-se em fenótipos que produzem mais colagénio. Os alcalóides presentes na noz de areca, a arecadina e a arecolina, são responsáveis por este facto. A arecadina é mais importante. A arecolina é convertida em arecadina, que é o metabolito ativo. Este é um aumento dependente da dose na produção de colagénio pelos fibroblastos sob a influência destes factores. • Várias citocinas estão aumentadas na fibrose submucosa oral. São elas o TGF-beta, o PDGF e o bFGF. Estes são factores de crescimento fibrogénico que estimulam a produção de colagénio. Outra citocina que tem um efeito anti-colagénio é o IFN-alfa. Esta é
	diminuiu no OSMF. Assim, em geral, há uma estimulação da síntese de colagénio
Estabilização da estrutura do colagénio	• A noz de bétele contém tanino. O tanino tem a capacidade de estabilizar o colagénio através de ligações cruzadas ele. Este colagénio de ligação cruzada é mais resistente à degradação. • O cobre é outro componente da noz de bétel que contribui para esta ligação cruzada. O cobre está presente na noz de bétel em quantidades elevadas. É constituinte da enzima lisil oxidase. Esta enzima provoca a formação de ligações cruzadas e torna o colagénio resistente à degradação.
Diminuição da degradação do colagénio	• Devido à ação do tanino e do cobre, o colagénio produzido no OSMF é altamente resistente à remodelação e aos fagócitos. São os fibroblastos que

	provocam a remodelação e os fagócitos do colagénio. Como no OSMF estes fibroblastos são afectados, não conseguem degradar o colagénio. • Assim, na fibrose submucosa oral, há um aumento da produção e uma diminuição da degradação do colagénio. Isto leva à acumulação de colagénio na mucosa oral

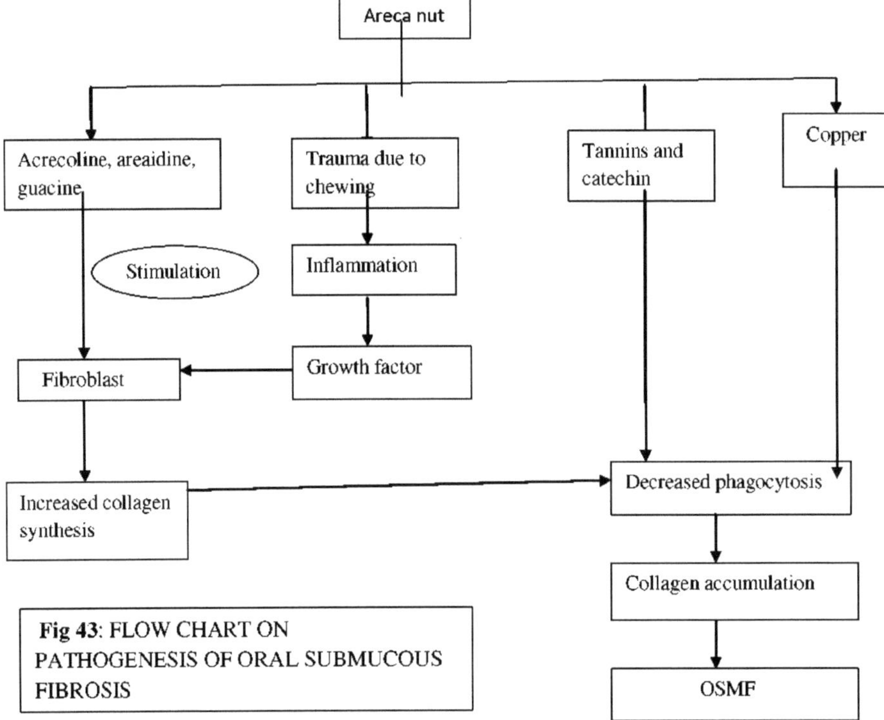

Fig 43: FLOW CHART ON PATHOGENESIS OF ORAL SUBMUCOUS FIBROSIS

CARACTERÍSTICA CLÍNICA[125]

Distribuição por idade e sexo - afecta ambos os sexos. A faixa etária varia, embora a maioria dos doentes tenha entre 20 e 40 anos de idade.

Localização - a localização mais frequente da fibrose submucosa oral é a mucosa bucal e as áreas retro molares. É comum envolver o palato mole, as fauces palatinas, a úvula, a língua e a mucosa labial. Por vezes, envolve o pavimento da boca e a gengiva.

Início - o início da doença é insidioso e tem frequentemente uma duração de 2 a 5 anos.

Sintomas - Os sintomas iniciais mais comuns são a sensação de ardor na mucosa oral, agravada por alimentos picantes, seguida de hiper-salivação ou secura da boca. A vesiculação, a ulceração, a pigmentação, a estomatite recorrente e a sensação gustativa deficiente também foram indicadas como sintomas iniciais. Foi registada dor referida nos ouvidos e surdez, devido à oclusão da trompa de Eustáquio e a uma voz nasal típica.

Sinal - o endurecimento gradual da mucosa oral ocorre alguns anos após o aparecimento dos sintomas iniciais. Isto leva à incapacidade de abrir a boca. Mais tarde, os doentes sentem dificuldade em projetar a língua. Quando a fibrose se estende à faringe e ao esófago, o doente pode ter dificuldade em engolir os alimentos. O sinal mais comum é o branqueamento da mucosa, causado pelo comprometimento da vascularização local. A mucosa branqueada torna-se ligeiramente opaca e branca. O branqueamento ocorre frequentemente em manchas, pelo que a mucosa adquire um aspeto de mármore. O branqueamento pode ser localizado ou difuso, envolvendo a maior parte da mucosa oral, ou reticular, em que o branqueamento consiste na área branqueada com mucosa clinicamente normal interveniente, dando-lhe um aspeto de renda

QUADRO 15: SINAL E SINTOMA AFECTADOS DE OSMF (2)[15]

LOCAIS E SINAIS AFECTADOS	
Lábios (36%)	- A mucosa está branqueada, torna-se borrachosa e é caracterizada pela presença de bandas circulares à volta da rima oris, como uma banda fina. No envolvimento labial grave, a abertura da boca é alterada para uma forma elíptica, os lábios tornam-se coriáceos e torna-se difícil everte-los.
Mucosa bucal (98%)	- A mucosa afetada torna-se grosseira, branqueada e inelástica. Em casos avançados, a mucosa torna-se dura e coriácea com numerosas bandas fibrosas verticais.
Palato mole (49%) e úvula	- O envolvimento do palato mole é marcado por alterações fibróticas e uma clara delimitação entre o palato mole e o palato duro. A mobilidade do palato mole é limitada. A úvula, quando envolvida,

	está encolhida e, em casos extremos, torna-se semelhante a um botão
Fauces palatinas	- No palato mole, as bandas irradiam da rafe pterigomandibular para os pilares fauciais anteriores. Os pilares fauciais tornam-se espessos e curtos e as amígdalas podem ficar pressionadas entre os pilares fibrosados.
Língua (37%)	- A alteração inicial é a despapilação, geralmente nas margens laterais. A língua torna-se lisa, a sua mobilidade, especialmente na protrusão, torna-se prejudicada. O doente não consegue fazer a protrusão da língua para além dos bordos incisais
Assoalho da boca (29%)	- Torna-se elástico
Gengiva	- Torna-se fibrótico, branqueado e inelástico

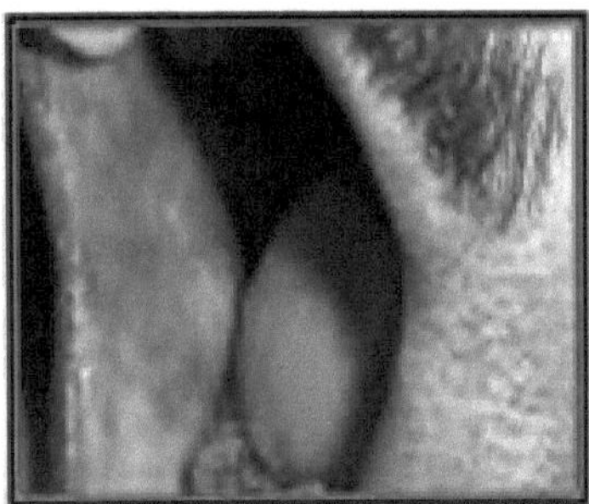
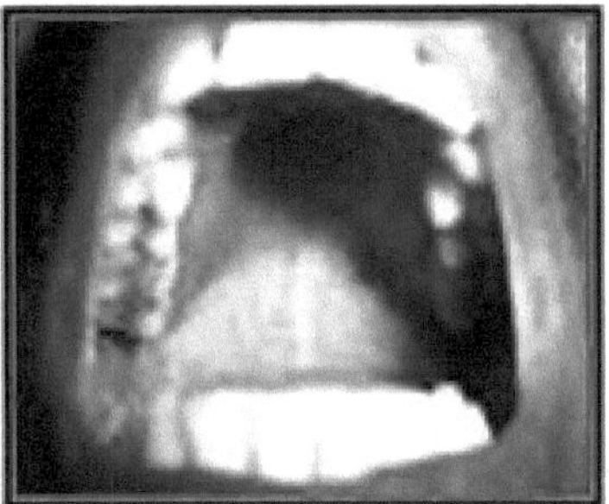

Fig 44: Fibrose submucosa oral mostrando (A) Banda fibrosa e mucosa oral branqueada (B) Restrição ou diminuição da abertura da boca

CARACTERÍSTICA HISTOLÓGICA

A fibrose da submucosa oral é caracterizada pela deposição submucosa de tecido conjuntivo colagénico denso e hipovascular com um número variável de células inflamatórias crónicas. As alterações epiteliais incluem vesículas subepiteliais nas lesões iniciais e hiperqueratose com atrofia epitelial acentuada nas lesões mais antigas. A displasia epitelial é encontrada em 10% a 15% dos casos, e o carcinoma é encontrado em pelo menos 6% dos casos

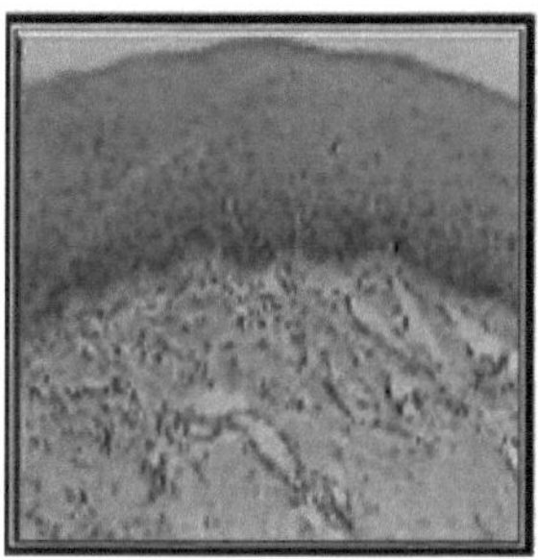

Fig. 45: Fibrose da submucosa com epitélio atrófico

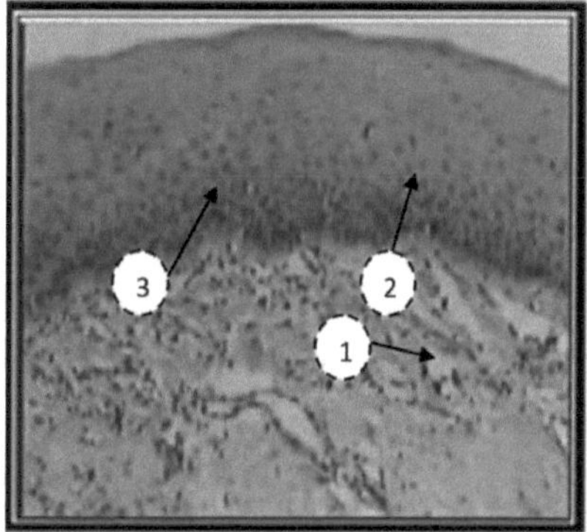

Fig 46: Fibrose da submucosa oral mostrando (1) depósito abundante de fibras de colagénio (2) retepegs de achatamento (3) células inflamatórias justaepiteliais

TRATAMENTO[125]

Ao contrário da queratose da bolsa de tabaco, a fibrose submucosa oral não regride com a cessação do hábito. Os doentes com casos ligeiros podem ser tratados com corticosteróides interlesionais para reduzir os sintomas; a divisão ou excisão cirúrgica das bandas fibrosas pode melhorar a abertura da boca e a mobilidade na fase mais avançada da doença. Um estudo demonstrou que a injeção interlesional de interferão-gama melhorou a abertura máxima da boca e reduziu a sensação de ardor.

Outros agentes para o tratamento da fibrose submucosa oral incluem o licopeno e a pentoxifilina.

SÍNDROMA DE SJOGREN

OUTROS NOMES[23]

- Síndrome de Sjogren-Gougerots
- Síndrome de Mickulitz
- Epitelite autoimune
- Exocrinopatia autoimune
- Epitelite autoimune
- Síndrome de Sicca

INTRODUÇÃO

Trata-se de uma doença inflamatória crónica que afecta predominantemente as glândulas salivares, lacrimais e outras glândulas exócrinas. Foi descrita pela primeira vez por Henrik Sjogren em 1933. Afecta predominantemente mulheres de meia-idade e idosas. Histologicamente, caracteriza-se por infiltrados linfocíticos que substituem o epitélio funcional e conduzem a uma diminuição das secreções exócrinas. Serologicamente, estão presentes os auto-anticorpos Ro/SSA e La/SSB .[128]

As várias caraterísticas clínicas de queratite, boca seca e aumento das glândulas salivares foram descritas pela primeira vez no final dos anos 800, mas só em 1933 é que Sjogren as descreveu como sendo devidas a uma doença sistémica comum associada a poliartrite e doença sistémica. Na década de 1960, a descoberta dos auto-anticorpos Ro (SS-A) e La (SS-B) e a sua associação com a doença foram registadas .[128]

EPIDEMIOLOGIA

A síndrome de Sjogren ocorre em doentes de todas as idades, mas afecta principalmente as mulheres durante a quarta e quinta décadas de vida, com um rácio mulher:homem de 9:1. A prevalência na população em geral é desconhecida. Nas clínicas de reumatologia, aproximadamente 30% dos doentes com artrite reumatoide (AR) e esclerodermia têm, pelo menos, evidência histológica da síndrome de Sjogren. Uma vez que a AR afecta 2-3% da população mundial, a síndrome de Sjogren é obviamente um problema médico frequente .[128]

Entre os indivíduos sem doença autoimune do tecido conjuntivo, os estudos de autópsia revelaram aproximadamente 2-3% de indivíduos com infiltrados linfocíticos focais inexplicáveis das glândulas salivares menores labiais compatíveis com a síndrome de Sjogren .[128]

ETIOPATOGÉNESE

A etiopatogénese da síndrome de Sjogren permanece pouco clara, embora se saiba que é multifatorial e complexa. Com efeito, estão implicados factores endócrinos e genéticos, bem como certos vírus e alterações na regulação da apoptose celular, como a co-expressão de certos antigénios linfocitários do tipo CD40/CD40L, proteínas da família Bcl-2[126] e o fator de ativação das células B (BAFF) - que confere resistência à apoptose por parte do infiltrado linfocitário da glândula. No que diz respeito à infeção viral, o HTLV-1 foi implicado[126] , bem como o vírus Epstein-Barr (EBV) e certos componentes retrovirais que simulam auto-antigénios implicados nesta síndrome, contribuindo assim para perpetuar a atividade autoimune[126] . A inclusão do vírus da hepatite C (VHC) entre os factores etiológicos é uma fonte de controvérsia.

Num estudo recente foi defendido que o VHC não está implicado na etiologia da SS, uma vez que a sialoadenite que caracteriza a infeção por este vírus é clinicamente, histopatologicamente e serologicamente diferente da observada em doentes com SS[127] . A redução dos níveis de estrogénio poderia explicar a predominância da SS no sexo feminino e o desenvolvimento da doença após a menopausa. Geneticamente, a presença de HLAB8 e Dw3 na apresentação primária da SS, e de HLA-DRw4 na forma secundária, é sugestiva de uma maior predisposição para o desenvolvimento da síndrome. A agressão externa ao tecido da glândula, como durante uma infeção viral, sob a influência endócrina e genética do hospedeiro, induz um grau de lise celular. Como resultado, certos auto-antigénios (SS-A/Ro, SS-B/La, recetor muscarínico M3, proteínas do centrómero e alfafodrina) ficam expostos na superfície das células epiteliais e são reconhecidos como estranhos pelos linfócitos que atingem o tecido glandular, através da sobre-expressão de citocinas e moléculas de adesão celular. A identificação destes auto-antigénios como patogénicos por parte das moléculas do complexo principal de histocompatibilidade (MHC) de classe II presentes nos linfócitos desencadeia uma resposta imunitária expandida, caracterizada pela proliferação e clonagem de linfócitos T CD4+ (representando 80% do infiltrado) e linfócitos B, com a consequente produção de auto-anticorpos (principalmente IgG e IgM) - perpetuando a atividade autoimune no tecido glandular .[47]

Além disso, observa-se uma presença importante de citocinas (interleucinas 1, 2 e 6, interferão-1-beta, TNF) e de metaloproteases, que contribuem para agravar a situação. O resultado deste processo é a destruição parcial dos ácinos da glândula devido à presença de auto-anticorpos dirigidos a antigénios específicos da SS e a antigénios citoplasmáticos e nucleares, com uma diminuição da função secretora. Os antigénios que caracterizam a SS são o SS-A/Ro e o SS-B/La. Estudos recentes revelaram a existência de três novos auto-antigénios conhecidos como IFI16, KLHL12 e KLHL7

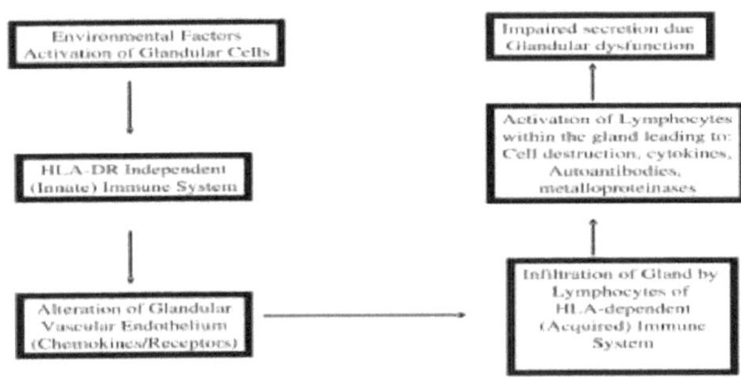

Fig 47: Overview of Etiopathogenesis

CARACTERÍSTICA CLÍNICA

A doença de Sjogren tem normalmente um curso indolente. As manifestações iniciais podem ser ligeiras e podem decorrer anos entre as manifestações iniciais e o desenvolvimento completo e o reconhecimento da síndrome .[128]

QUADRO 16: CARACTERÍSTICAS CLÍNICAS DA SÍNDROME DE SJOGREN

ENVOLVIMENTO GLANDULAR[128]	EXTRAGLANDULAR ENVOLVIMENTO[47]
• A diminuição da produção de lágrimas devido ao envolvimento da glândula lacrimal leva à destruição do epitélio da córnea e da conjuntiva bulbar e a uma constelação de achados clínicos designados por *queratoconjuntivite seca* (KCS).	• **Cutâneas**: - Crioglobulinemia, fenómeno de Raynaud, lesões de fotossensibilidade, xerose, líquen plano, amiloidose, vasculite, eritema multiforme. • **Renal**: - Glomerulonefrite, nefrite intersticial.

• Os doentes queixam-se normalmente de uma sensação de ardor, de areia ou de arranhão sob as pálpebras, comichão, vermelhidão e fotofobia ligeira.	• **Neurológicas**: - Lesões da substância branca cerebral, mielopatia, Parkinson, neuropatia sensorial,
Os sinais físicos incluem dilatação dos vasos conjuntivais bulbares, injeção pericorneana, irregularidade da imagem da córnea e aumento da glândula lacrimal. • A xerostomia, ou boca seca, é o resultado da diminuição da produção de saliva pelas glândulas salivares. Os doentes referem dificuldade em engolir alimentos secos, incapacidade de falar continuamente, alterações no sentido do paladar, sensação de ardor na boca, aumento das cáries dentárias e problemas na utilização de próteses completas. • O exame físico pode revelar uma mucosa oral seca, eritematosa e pegajosa, uma dentição deficiente, saliva escassa e turva das glândulas salivares principais e atrofia das papilas filiformes no dorso da língua • O aumento da glândula parótida ou da glândula salivar principal ocorre em 60% dos doentes com síndrome de Sjogren primária. O aumento da glândula parótida pode ser episódico ou crónico, unilateral ou bilateral. • A secura do trato respiratório superior ou da orofaringe provoca rouquidão, bronquite recorrente e pneumonite.	distonia, espasmos. • **Musculares**:- Polimialgia, polimiosite • **Hematológicas**: - Pancitopenia, aumento da velocidade de sedimentação de eritrócitos, hipergamaglobulinemia. • **Articular**:- Dor nas articulações, artrite • **Tiroide**:- Hipotiroidismo

- A perda da função exócrina pode também levar à perda da função pancreática e à hipocloridria. Os doentes podem também apresentar secura dérmica e perda de secreções vaginais.	

MANIFESTAÇÃO ORAL

Em relação à cavidade oral, os doentes com SS consideram geralmente que a sua saúde oral é deficiente. Apresentam tipicamente dificuldades de fala, mastigação e deglutição, e referem sensação de boca seca ou xerostomia, alterações do paladar (por vezes sob a forma de um sabor metálico, salgado ou amargo), sensação de ardor e dor nas glândulas salivares associada à alimentação .[47]

Os sinais clínicos incluem hipossialia; lábios gretados, secos e descamativos; e uma língua seca, saburrosa, eritematosa e fissurada. É também muito comum observar queilite angular associada, cáries galopantes em locais atípicos, desgaste oclusal, inchaço das glândulas, mucosite e ulcerações orais. A candidíase eritematosa crónica devida à Candida albicans é observada em 70-80% de todos os doentes, afectando a língua, o palato e as comissuras labiais .[47]

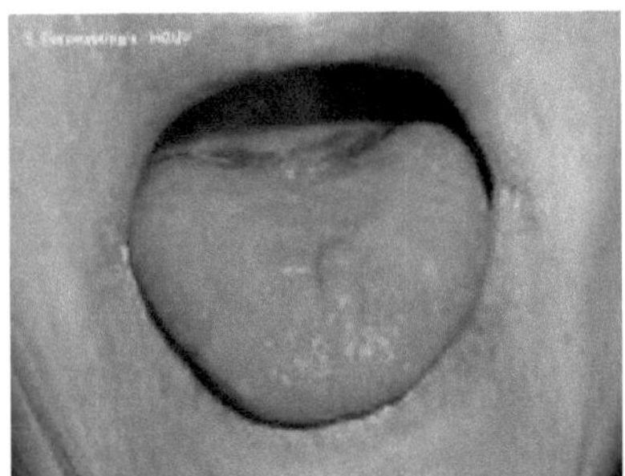

Fig 48: Candidíase eritematosa crónica na superfície dorsal da língua e queilite angular bilateral

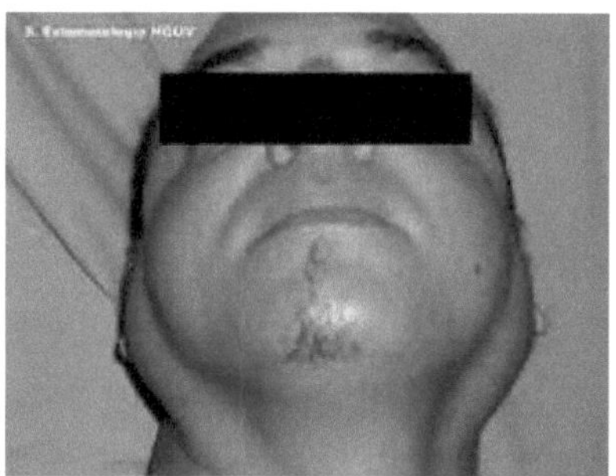

Fig. 49: Edema bilateral da glândula parótida num doente com síndrome de Sjögren.

CARACTERÍSTICA HISTOLÓGICA

A caraterística comum é uma infiltração linfocítica progressiva que causa incapacidade funcional e produz várias manifestações clínicas. As glândulas salivares são os órgãos mais bem estudados porque são afectadas em quase todos os doentes e são facilmente acessíveis. O exame microscópico das glândulas salivares major aumentadas revela uma *lesão linfoepitelial benigna*, que se caracteriza pela substituição linfocítica do epitélio salivar e pela presença de ilhas *epimioepiteliais* compostas por células epiteliais contendo queratina. Por vezes, a biopsia da glândula salivar não mostra as lesões linfoepiteliais benignas, mas contém vários graus de infiltração linfocítica focal. Todos os estudos concordam que as células predominantes nos infiltrados das glândulas salivares labiais menores são as que têm o fenótipo T-helper (CD4+). Estas células T têm também o fenótipo de memória auxiliar/indutor (UCHL- 1) e um recetor de células T para antigénio constituído pelo heterodímero ab- (TcR-ab). Expressam a molécula de adesão LFA-l (lymphocyte function associated molecule) e outros marcadores de células T, como CD2 e LFA-3, que medeiam uma interação independente do antigénio e são regulados positivamente após a ativação linfocítica. Encontram-se células supressoras CD8+ nos infiltrados com um rácio CD4/CD8 de 3-5:1. As células B constituem aproximadamente 20% da população infiltrante total, enquanto as células NK são raramente observadas (5%). A ativação das células B manifesta-se pela produção de imunoglobulinas e de fator reumatoide, e a ativação das células T reflecte-se na presença de antigénios HLA-DR de superfície .[128]

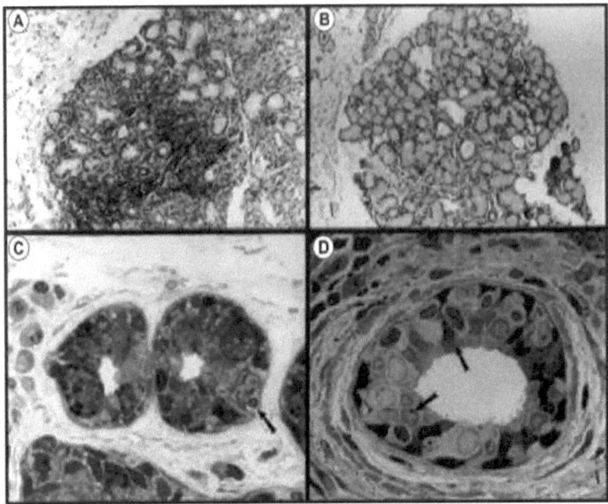

Fig. 50: Biopsia de glândula salivar menor de doentes com síndrome de Sjogren (**A**) e (**B**) de um doente com fibromialgia (uma biopsia histológica normal). As vistas em alta resolução da biopsia de Sjogren são mostradas em (**C** e **D**)

TREMENDO

Os doentes com síndrome de Sjogren devem ser seguidos regularmente para detetar deterioração funcional significativa, sinais de complicações da doença e alterações significativas no curso da doença. O tratamento preventivo das manifestações sicca é essencial.

A lubrificação dos olhos secos com gotas de lágrimas artificiais deve ser efectuada sempre que necessário. Uma variedade de preparações disponíveis no mercado diferem principalmente na viscosidade e no conservante. As gotas mais espessas e mais viscosas requerem uma aplicação menos frequente, embora possam causar embaçamento e deixar resíduos nas pestanas. As gotas menos viscosas requerem aplicações mais frequentes. As lentes de contacto moles podem ajudar a proteger a córnea, especialmente na presença de queratite filamentosa. No entanto, as próprias lentes requerem humidificação e os doentes devem ser seguidos com muito cuidado devido a um risco acrescido de infeção. É útil evitar ambientes interiores e exteriores ventosos e/ou com baixa humidade. O consumo de cigarros e de medicamentos com efeitos secundários anticolinérgicos, como fenotiazinas, antidepressivos tricíclicos, antiespasmódicos e agentes antiparkinsónicos, deve ser evitado sempre que possível.

O tratamento da xerostomia é difícil. Nenhum método isolado é consistentemente eficaz e a maioria dos esforços tem apenas como objetivo a paliação. Estimulação do fluxo salivar através de bebidas sem açúcar,

A utilização de pastilhas com muito sabor é bastante útil. Em contrapartida, devem ser evitados alimentos secos, fumar muito e medicamentos com efeitos secundários anticolinérgicos, que diminuem ainda mais o fluxo salivar. A maioria dos doentes leva consigo água, rebuçados de limão sem açúcar ou gomas de mascar. Estas devem ser sem açúcar devido ao risco de cáries dentárias galopantes. Uma higiene oral adequada após as refeições é um pré-requisito para a prevenção de doenças dentárias. A secura vaginal é tratada com géis lubrificantes e a pele seca com loções hidratantes.

Os corticosteróides sistémicos (0,5-I *mg/kg/dia* de prednisona) e os fármacos imunossupressores, como a ciclofosfamida, são utilizados para a doença extraglandular grave, incluindo pneumonifis intersticial difusa, glomerulonefrite, vasculite e neuropatia periférica. O impacto destes agentes na evolução natural da síndrome de Sjogren não está bem estabelecido[128]

OSTEOPETROSE

OUTROS NOMES

- Doença do osso de mármore
- Doença de Albers-Schonberg
- Osteosclerose frágil generalizada

INTRODUÇÃO

O termo osteopetrose deriva do grego "osteo", que significa osso, e "petros", pedra. A osteopetrose é referida de forma variável como "doença do osso de mármore" e "doença de Albers-Schonberg", em homenagem ao radiologista alemão a quem foi atribuída a primeira descrição da doença em 1904 .[48]

A osteopetrose compreende um grupo de doenças clínica e geneticamente heterogéneas que partilham a caraterística de aumento da densidade óssea nas radiografias. O aumento da densidade óssea resulta de anomalias na diferenciação ou função dos osteoclastos .[48]

PREVALÊNCIA

Estas doenças são raras e a sua incidência global é difícil de estimar. A osteopetrose autossómica recessiva tem uma incidência de 1 em 250.000 nascimentos, com uma incidência particularmente elevada registada na Costa Rica (3,4:100.000). A osteopetrose autossómica dominante tem uma incidência de 5:100.000 nascimentos .[48]

ETIOLOGIA

A osteopetrose é causada por uma falha na diferenciação ou na função dos osteoclastos e foram identificadas mutações em pelo menos 10 genes como causadoras nos seres humanos. A patogénese da osteopetrose é melhor compreendida com referência ao desenvolvimento e função normais dos osteoclastos.

Os osteoclastos são células altamente especializadas, que degradam o mineral ósseo e a matriz óssea orgânica. Estes processos são cruciais para a remodelação óssea e para a manutenção da estabilidade biomecânica do osso e da homeostase mineral. Estima-se que o esqueleto adulto seja completamente regenerado a cada 10 anos[129] . Os osteoclastos derivam dos precursores mononucleares da linhagem mieloide de células hematopoiéticas que também dão origem a macrófagos[130] . Os precursores dos osteoclastos fundem-se, dando origem aos osteoclastos, que normalmente têm 5-8 núcleos. Em contrapartida, os osteoblastos são derivados de células estaminais mesenquimais multipotentes, que também dão origem a condrócitos, adipócitos e células musculares.

Tendo em conta a origem comum dos osteoclastos e das células do sistema hematopoiético, não é surpreendente que mutações em moléculas como a IKBKG(NEMO)[131] e, mais recentemente, a CalDAG-GEF1 e a kindlin-3 tenham sido implicadas na patogénese das variantes ARO associadas à disfunção do sistema imunitário. Outros sinais importantes para a diferenciação dos osteoclastos incluem o ligando do ativador do recetor do fator nuclear-kappa B (RANKL) e o M-CSF. Os ratinhos *Op/op* que não expressam MCSF funcional não têm osteoclastos e têm osteopetrose[132] . No entanto, ainda não foram identificados doentes humanos com osteopetrose secundária à deficiência de M-CSF. Recentemente, foi descrita uma família com mutação do gene *RANKL*[133] e sete famílias com mutação do gene *RANK* e osteopetrose. A falha na diferenciação dos osteoclastos como resultado de mutações nestes genes é responsável pelas formas raras de ARO pobres em osteoclastos, nas quais não estão presentes osteoclastos maduros.

Um osteoclasto completamente diferenciado dissolve o mineral ósseo e degrada a matriz óssea utilizando enzimas especializadas. Para esta função, é crucial a polarização celular e, em particular, a formação da borda rugosa e da zona de selagem, que formam a lacuna de reabsorção onde o ácido clorídrico é ativamente segregado, resultando na dissolução do mineral ósseo hidroxiapatite .[48]

A maioria das formas de osteopetrose rica em osteoclastos é causada por defeitos nos produtos genéticos envolvidos na maquinaria de acidificação. A secreção ácida depende de duas moléculas-chave, que facilitam o transporte de protões: a bomba de protões ATPase vacuolar (V-ATPase) e o canal iónico específico de cloreto, o canal de cloreto 7 (CLCN-7). As mutações homozigóticas nos genes que codificam a subunidade a3 da VATPase (*TCIRG1*) e o CLCN-7 produzem fenótipos graves de osteopetrose maligna tanto em humanos como em ratinhos .[48]

As mutações *no gene TCIRG1* são responsáveis pela osteopetrose autossómica recessiva em mais de 50% dos indivíduos afectados, sublinhando o papel crucial da V-ATPase na função dos osteoclastos. O CLCN-7, por outro lado, desempenha um papel fundamental na acidificação lisossómica, o que explica o armazenamento neuronal grave e a neurodegeneração no SNC e na retina em ratinhos Clcn7-/- e num subconjunto de doentes humanos com ARO. Foi demonstrado que as mutações dominantes-negativas do CLCN-7 causam ADO. A CLCN-7 está intimamente associada a outra proteína de membrana, a OSTM1. Encontram-se mutações no gene *OSTM1* em ratinhos cinzento-letais e num subconjunto de doentes com ARO com envolvimento neurológico .[48]

Os protões e os iões cloreto que são gastos no processo de acidificação têm de ser repostos intracelularmente para evitar a alcanização. Isto é conseguido pela anidrase carbónica tipo II (CAII) e por um permutador de aniões. Dado o papel fundamental da CAII na função renal, não é surpreendente que as mutações na CAII resultem em ARO com acidose tubular .[48]

A matriz óssea de colagénio é dissolvida por dois grupos de enzimas, as metaloproteinases da matriz (MMPs) e as catepsinas lisossomais. A catepsina K, em particular, foi identificada como uma enzima chave. É segregada na lacuna de reabsorção, onde degrada o colagénio I a um pH ácido. A inibição da catepsina K impede a degradação da matriz, e a deleção do gene *da catepsina K* em ratos leva à osteopetrose. As mutações homozigóticas no gene *da catepsina K* humana conduzem à picnodisostose .[48]

A formação e manutenção dos domínios de membrana polarizada dos osteoclastos requerem mecanismos complexos de tráfico vesicular e uma remodelação contínua do citoesqueleto dos osteoclastos. Uma proteína que desempenha uma função crítica no tráfico de vesículas e na acidificação é a PLEKHM1, e mutações heterozigóticas nesta proteína têm sido associadas a formas intermédias de osteopetrose .[48]

É provável que outras vias de sinalização sejam importantes para a função dos osteoclastos e as mutações no gene *LEMD3*, que codifica uma proteína integral da membrana nuclear interna que se pensa estar envolvida na sinalização de BMP e TGFβ, resultam em osteopoiquilose, síndrome de Buschke-Ollendorff

e melorreostose. Os defeitos de sinalização relacionados com a WNT (dos genes *PORCN* e *WTX*) foram recentemente associados a fenótipos hiperostóticos (osteopatia estriada na síndrome de Goltz e Osteopatia estriada com estenose craniana, OSCS, respetivamente), o que implica um papel da via WNT na função dos osteoclastos .[48]

As mutações nos genes descritos até à data só são responsáveis por cerca de 70% dos casos e a procura dos genes responsáveis pelos restantes continua. O campo de investigação da osteopetrose beneficiou dos muitos modelos naturais da doença em roedores. Muitos defeitos genéticos observados em roedores não foram observados em humanos e constituem alvos naturais para estudos futuros .[48]

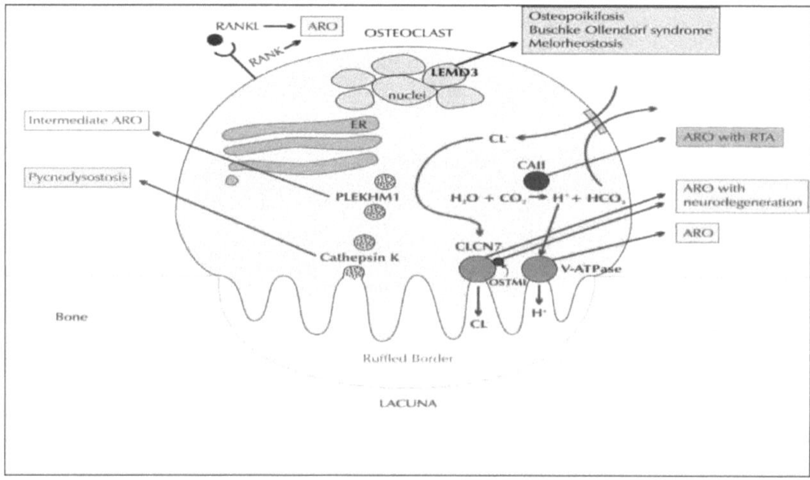

Fig 51: Modelo atual da patogénese das condições osteopetróticas em relação à função normal dos osteoclastos, modificado de Del Fattore et al (ER: retículo endoplasmático, ARO: osteopetrose autossómica recessiva, RTA: acidose tubular renal).

CARACTERÍSTICA CLÍNICA

Existem três formas distintas da doença com base na idade e nas caraterísticas clínicas[42] . Estas são

- Osteopetrose do adulto (Osteopetrose benigna)
- Osteopetrose intermédia
- Osteopetrose infantil (Osteopetrose maligna)
- Osteopetrose transitória

QUADRO 17: <u>CARACTERÍSTICAS CLÍNICAS DA OSTEOPETROSE</u>( )[42]

Tipos	Caraterísticas clínicas
Osteopetrose infantil (Osteopetrose maligna)	• Os doentes com osteopetrose à nascença ou na primeira infância têm normalmente uma forma grave da doença e apresentam um esqueleto difusamente esclerótico.

	• Os sinais iniciais incluem frequentemente anemia normocítica com hepatoesplenomegalia devido a hematopoiese extramedular compensatória e aumento da suscetibilidade a infecções devido a granulocitopenia. • Alguns doentes podem desenvolver hidrocefalia ou apneia do sono. Se não for tratada, a maioria morre durante a primeira década de vida devido a hemorragia, pneumonia, anemia grave ou sépsis. • Esta sépsis fulminante pode resultar de osteomielite dos seus maxilares escleróticos, que podem ser recalcitrantes ao tratamento
Osteopetrose intermédia	• Os doentes afectados têm uma baixa estatura e são frequentemente assintomáticos à nascença, mas apresentam frequentemente fracturas no final da primeira década de vida. A insuficiência da medula óssea e a hepatoesplenomegalia são raras. • Alguns apresentam défices dos nervos cranianos, macrocefalia, anemia ligeira ou moderadamente grave e dentes anquilosados que podem predispor a osteomielite dos maxilares
Osteopetrose transitória	- A radiografia pode revelar evidência de esclerose difusa e insuficiência da medula óssea, que pode desaparecer sem
	terapia e sem sequelas conhecidas
Osteopetrose do adulto (Osteopetrose benigna)	• A forma adulta da osteopetrose é normalmente descoberta mais tarde na vida e tem manifestações menos graves. • O esqueleto axial apresenta normalmente uma

	esclerose significativa, enquanto os ossos longos têm defeitos mínimos ou inexistentes. Cerca de 40% das pessoas afectadas são assintomáticas e a insuficiência da medula óssea é rara. • A dor óssea é frequente em doentes sintomáticos. Ocasionalmente, o diagnóstico pode basear-se em radiografias dentárias que mostram um aumento difuso da radiopacidade do osso medular. • Existem duas variantes principais no adulto. Numa delas, a compressão dos nervos cranianos é comum, mas as fracturas são raras; na outra, a compressão dos nervos é pouco frequente e as fracturas são frequentes. • Se a mandíbula estiver envolvida, as fracturas e a osteomielite podem ser complicações significativas após a extração do dente

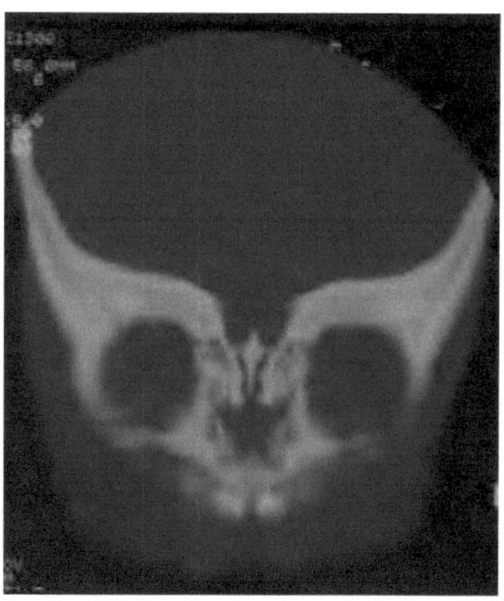

Fig. 52: Tomografia computorizada que indica a extensão da osteopetrose infantil; o osso em forma de mármore ocorre em todo o crânio. A compressão do canal ótico resulta em cegueira em muitos destes doentes.

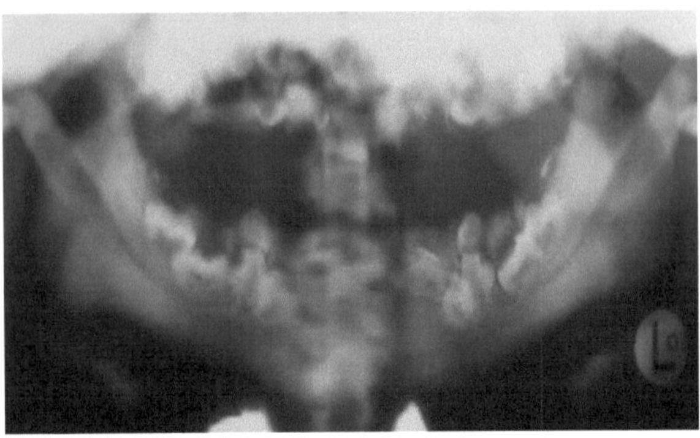

Fig. 53: Radiografia panorâmica de um doente com uma forma infantil de osteopetrose.

MANIFESTAÇÃO ORAL

QUADRO 18: MANIFESTAÇÃO ORAL DA OSTEOPETROSE ()[42]

Tipos	Caraterísticas
Osteopetrose infantil (Osteopetrose maligna)	• Deformidade facial (rosto largo, hipertelorismo, nariz arrebitado e bossas frontais) • Atrofia ótica, nistagmo e cegueira, surdez e paralisia facial (devido a falhas na reabsorção e remodelação dos ossos do crânio, com o consequente estreitamento dos forames cranianos e pressão sobre vários nervos cranianos) • Congestão nasal (devido a malformação da mastoide e dos seios paranasais)
	• Atraso na erupção dentária • As raízes dos dentes são muitas vezes difíceis de visualizar devido à densidade do osso circundante • Osteomielite como complicação da extração dentária
Osteopetrose do adulto (Osteopetrose benigna)	• Dentes congénitos ausentes, atrasados ou não irrompidos

	• Maior suscetibilidade à cárie devido à redução do rácio cálcio-fósforo no esmalte e na dentina, que pode diminuir a formação de cristais de hidroxiapatite. • A complicação mais grave é o aumento da suscetibilidade de desenvolver osteomielite. • Como o fornecimento vascular aos maxilares está comprometido, a necrose avascular e a infeção após extracções dentárias podem levar a osteomielite.

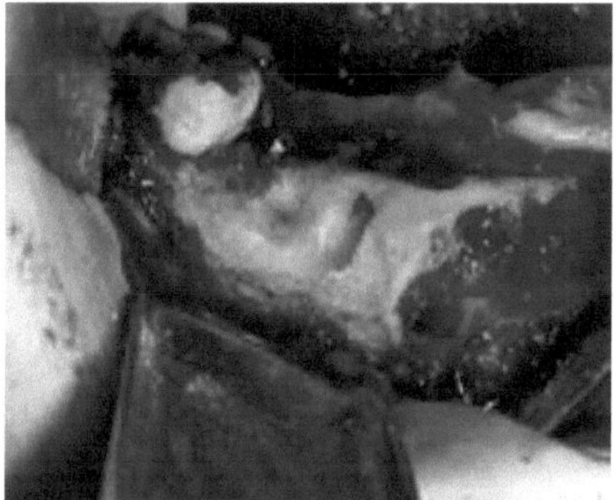

Fig. 54: A tonalidade verde do osso necrótico na altura do desbridamento deve-se à colonização por uma espécie de bactéria *Pseudomonas* que causa osteopetrose

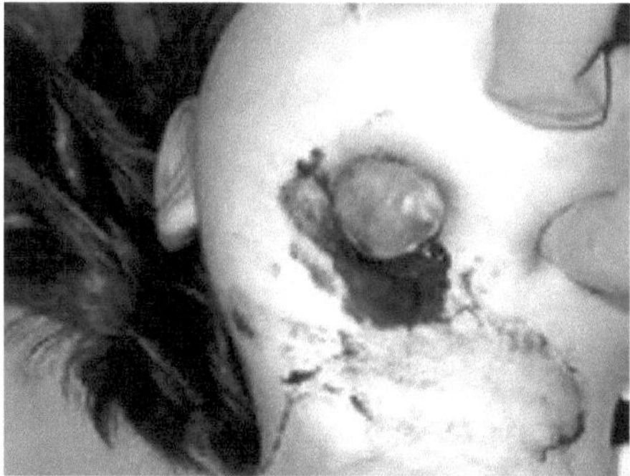

Fig 55: Fístula sintomática com drenagem frequente e hemorragia observada no momento do desbridamento paliativo causando osteopetrose

CARACTERÍSTICA HISTOLÓGICA[42]

Uma falha dos osteoclastos na reabsorção do tecido esquelético, com restos de espongiosa primária mineralizada que persistem como ilhas de cartilagem calcificada dentro do osso maduro, é caraterística da osteopetrose.

Podem ser observados vários padrões de formação óssea endosteal anormal:

- trabéculas lamelares tortuosas que substituem a parte esponjosa do osso
- deposição de osso amorfo globular nos espaços medulares - formação de osso osteofítico.

O número de osteoclastos pode estar aumentado, normal ou diminuído, mas não há evidência de osteoclastos funcionais, uma vez que as lacunas de Howship não são visíveis.

Na **forma infantil** de osteopetrose, os osteoclastos são normalmente abundantes e encontram-se nas superfícies ósseas. Os núcleos dos osteoclastos são especialmente numerosos, mas os bordos estriados ou as zonas claras que caracterizam os osteoclastos normais estão ausentes e o tecido fibroso normalmente preenche os espaços medulares.

Na **forma adulta**, existe um aumento da quantidade de osteoide e os osteoclastos podem ser pouco numerosos, não ter bordos rugosos ou ser especialmente numerosos e grandes.

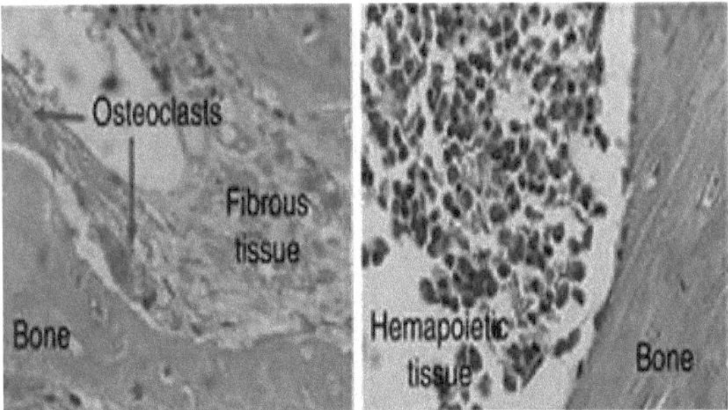

Fig. 56: A secção de coloração H&E mostra (a) osteoclastos ricos e (b) osteoclastos pobres em caso de osteopetrose

TRATAMENTO[42]

A osteopetrose do adulto está normalmente associada a uma sobrevivência a longo prazo, uma vez que esta forma da doença é ligeira. No entanto, o prognóstico da osteopetrose infantil sem terapêutica é geralmente mau, com a maioria das pessoas afectadas a morrer na primeira década de vida.2 Devido à gravidade diferente das várias formas de osteopetrose, é essencial um diagnóstico correto antes de se poder iniciar uma terapêutica adequada

Transplante de medula óssea

O transplante de medula óssea é a única cura permanente para a osteopetrose, mas normalmente só está disponível um dador adequado para cerca de 50% das pessoas afectadas e o enxerto é bem sucedido em cerca de 45% dos transplantes. O transplante de medula óssea pode resultar numa melhoria notável em muitos doentes com osteopetrose infantil, mas pode não beneficiar todos devido à variedade de causas subjacentes à doença.

Terapia hormonal e dietética

Tem-se conseguido algum sucesso apenas com uma dieta deficiente em cálcio. No entanto, em casos graves de osteopetrose, pode ser necessária a suplementação de cálcio para a hipocalcemia sintomática.2 O calcitriol pode ajudar estimulando os osteoclastos adormecidos, mas alguns doentes são resistentes a este tratamento. O interferão gama-1b, frequentemente em combinação com calcitriol, demonstrou reduzir a massa óssea e diminuir a prevalência de infecções e compressão nervosa. Outras terapêuticas incluem corticosteróides para aumentar os glóbulos vermelhos e as plaquetas circulantes, PTH, fator estimulador de colónias de macrófagos e eritropoietina.

Medidas de apoio

A osteomielite requer uma intervenção rápida com diagnóstico precoce, drenagem, desbridamento, cultura bacteriana e testes de sensibilidade, seguidos de uma terapêutica antibiótica adequada. A intervenção cirúrgica limita-se às extracções necessárias, incisão e drenagem e eventual desbridamento paliativo. A infeção requer frequentemente uma terapia antibiótica intravenosa prolongada e o oxigénio hiperbárico pode ser útil para promover a cicatrização em casos recalcitrantes. A descompressão cirúrgica dos nervos cranianos afectados pode ser benéfica. Outras medidas de apoio incluem antibióticos e transfusões para tratar complicações.

SCURV Y

INTRODUÇÃO

O escorbuto, uma das doenças mais antigas registadas nos seres humanos, foi descrito pela primeira vez no papiro de Ebers em 1550 a.C. Historicamente, o escorbuto é conhecido como uma doença que afectava os viajantes marítimos. Entre 1500 a.C.

Entre 1753 e 1800 d.C., o escorbuto matou mais marinheiros do que todas as outras doenças e desastres juntos. O sucesso do seu tratamento com laranjas e limões foi estabelecido pelo cirurgião escocês James Lind num dos primeiros ensaios clínicos controlados registados, publicado em 1753. Só depois de

Em 1931, Albert Szent-Gyorgyi descobriu e identificou o fator antiescorbútico nos citrinos e nas batatas. O fator antiescorbútico foi inicialmente designado por ácido hexaurónico, tendo sido posteriormente

renomeada vitamina C[134]

A deficiência de vitamina C é conhecida como escorbuto. A principal função do ácido ascórbico é a sua participação na síntese de fibras de colagénio a partir da prolina através da hidroxiprolina. Outras reacções metabólicas para as quais a vitamina C é necessária são a hidroxilação da lisina em hidroxilisina no colagénio. Nos indivíduos que sofrem de uma deficiência desta vitamina, a cadeia alfa das moléculas de tropocolagénio não consegue formar as hélices estáveis e as moléculas de tropocolagénio são incapazes de se agregar em fibrilhas. Afecta em primeiro lugar o tecido conjuntivo com uma elevada renovação de colagénio, como o ligamento periodontal e a gengiva .[6]

EPIDERMIOLOGIA[22]

Nos países industrializados, o escorbuto é raro porque existem amplas fontes de ácido ascórbico, não só na dieta, mas também nos suplementos vitamínicos que o público em geral consome. Ainda assim, a doença ocorre em certas circunstâncias, mesmo nesses países, porque, por uma ou mais razões, algumas pessoas comem quantidades inadequadas de frutas e vegetais frescos. Um grupo inclui adultos que vivem sozinhos, mais frequentemente homens (escorbuto de "solteiro" ou "viúvo"), mas por vezes mulheres, que têm uma ingestão deficiente devido a factores como a pobreza, o fraco acesso a alimentos, a reclusão, a demência ou a ignorância nutricional. Na maioria das vezes, preparam as suas próprias refeições, mas os que jantam em restaurantes não pedem frutas e legumes frescos. Outros doentes com escorbuto evitam estes alimentos "ácidos" devido a alegadas alergias aos mesmos, ou porque produzem ou exacerbam sintomas gastrointestinais, tais como dispepsia, disfagia, diarreia e azia.

Alguns destes doentes têm doenças alimentares subjacentes, tais como colite ulcerosa, doença de Whipple, úlceras pépticas e refluxo gastroesofágico e, ocasionalmente, o conselho dos médicos para evitar frutas e legumes devido a queixas abdominais levou ao "escorbuto iatrogénico". A deficiência de vitamina C também ocorreu quando a dentição deficiente ou ausente dificultou o consumo de frutas e legumes.

Por vezes, as pessoas evitam estes alimentos apenas porque não gostam do seu sabor31 , e outras devido a crenças alimentares bizarras, incluindo modas alimentares. Os doentes com cancro podem ter um risco acrescido de escorbuto, uma vez que a diminuição da ingestão de nutrientes resulta de anorexia ou de sintomas gastrointestinais causados pela doença maligna subjacente, quimioterapia, radioterapia ou depressão. Além disso, alguns podem receber nutrição parentérica sem suplementos vitamínicos adequados.

As perturbações psiquiátricas ou comportamentais podem produzir indiretamente escorbuto, uma vez que a presença de depressão, esquizofrenia ou anorexia nervosa pode afetar a dieta que estes doentes consomem. No entanto, a perturbação comportamental associada mais comum é o alcoolismo, que pode provocar escorbuto por várias razões. A vitamina C não está presente nas bebidas alcoólicas e os consumidores de bebidas alcoólicas consomem frequentemente pouco mais. Muitos alcoólicos comem mal e muitas vezes vivem sozinhos, sem ninguém para monitorizar as suas dietas ou preparar as suas refeições. Além disso, o álcool diminui a absorção intestinal da vitamina C.

CARACTERÍSTICAS CLÍNICAS

Sintoma constitucional

Segundo Lind, entre as primeiras descobertas do escorbuto está "uma apatia para a ação... uma disposição preguiçosa e inativa" que degenera em "uma lassidão universal". Crandon notou a falta de energia como um dos seus sintomas iniciais no escorbuto experimental, e os testes de exercício demonstraram uma diminuição da resistência. Os prisioneiros do Iowa com escorbuto experimental também notaram fadiga, especialmente nas pernas, e diminuição da tolerância ao exercício como as suas primeiras anomalias .[22]

Estudos psicológicos confirmaram a evidência de fadiga, depressão e lassidão. As séries de casos de escorbuto também referem que os doentes podem ficar ressentidos, não cooperantes, letárgicos e deprimidos, caraterísticas que tendem a desaparecer rapidamente com o tratamento. A origem destas alterações mentais é desconhecida, mas o ácido ascórbico é um fator importante nas funções neurotransmissoras do cérebro.

Anomalia cutânea

Entre os achados mais impressionantes do escorbuto estão as anomalias cutâneas. Lind observou que, na sua vasta experiência, a primeira indicação da doença é uma mudança na cor do rosto para uma "tez pálida e inchada". A pele torna-se seca e áspera, devido ao desenvolvimento de hiperqueratose folicular, que foi o primeiro achado dermatológico no escorbuto experimental. As amostras de biopsia destas lesões demonstram uma obstrução folicular com queratina mole. Em estudos de escorbuto experimental, a hiperqueratose folicular envolveu predominantemente as nádegas e as pernas. Mais tarde, desenvolveu-se um eritema branqueador à volta dos folículos e as amostras de biopsia demonstraram congestão e proliferação de vasos sanguíneos .[22]

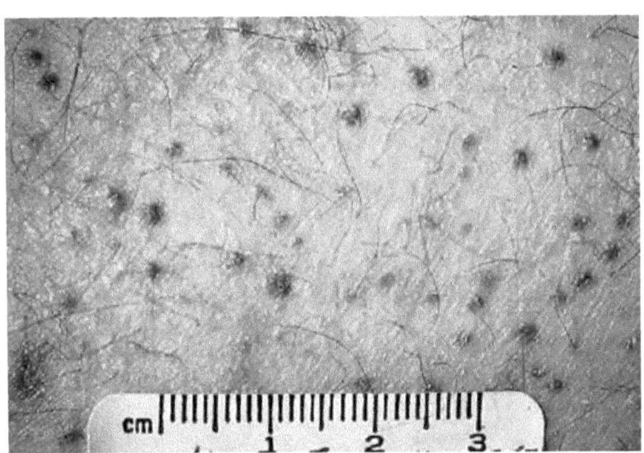

Fig 57: Anomalias perifoliculares no escorbuto. Neste exemplo, as pápulas hiperqueratóticas perifoliculares são bastante proeminentes, com hemorragia circundante. Estas lesões têm sido mal interpretadas como "púrpura palpável", levando ao diagnóstico clínico errado de vasculite.

Anomalia capilar

Em alguns doentes desenvolve-se alopécia, que foi observada em associação com outras caraterísticas da síndrome de Sjogren. Como o ácido ascórbico é importante na ligação dissulfureto que ocorre com a formação do cabelo, o escorbuto pode levar a pêlos corporais anormais. O pelo pode fraturar-se, enrolar-se em "saca-rolhas" ou dobrar-se em vários sítios, originando uma "deformidade em pescoço de cisne". As amostras de biopsia da pele demonstram frequentemente um pelo enrolado no seu folículo[22]

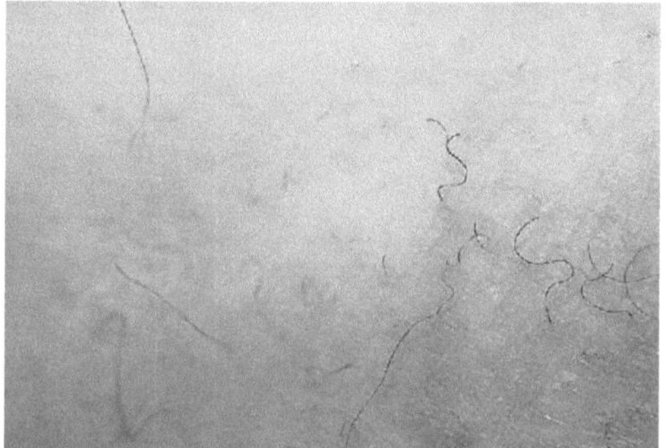

Fig. 58: Anomalias do fio de cabelo no escorbuto. Alguns cabelos estão dobrados num ou mais sítios, criando a deformidade "pescoço de cisne". Alguns estão enrolados em forma de "saca-rolhas". Estas anomalias resultam provavelmente do aumento das ligações cruzadas dissulfureto das queratinas do cabelo.

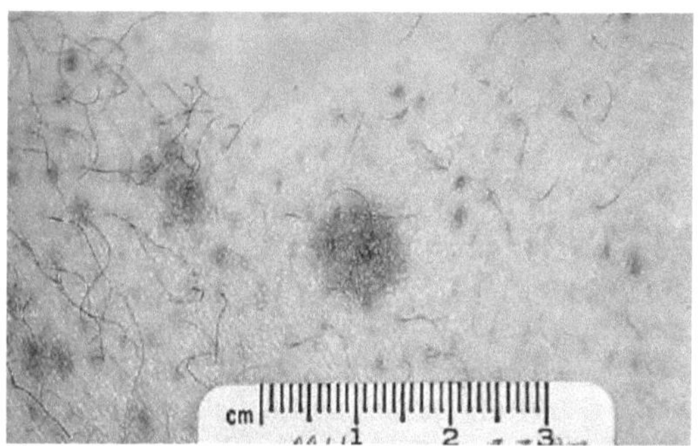

Fig. 59: Anomalias perifoliculares no escorbuto, ilustrando hemorragias numa distribuição perifolicular. A hiperqueratose folicular aparece no centro de algumas das lesões purpúricas. Também estão presentes pápulas hiperqueratóticas perifoliculares, acastanhadas, semelhantes à queratose pilar, um achado típico do escorbuto. Alguns pêlos demonstram a deformidade em "pescoço de cisne".

Achados músculo-esqueléticos

O estudo britânico do escorbuto experimental, movimento súbito, tosse, espirros e respiração profunda

As dores podem resultar, em parte, de uma hemorragia nos músculos e noutros tecidos moles, que se manifesta ao exame como inchaço e sensibilidade da zona afetada, muitas vezes com equimoses subjacentes. Por vezes, o desconforto é tão grave que os doentes não conseguem andar. A hemorragia pode também ocorrer sob o periósteo, que é bastante sensível à dor

Outra fonte de desconforto nas extremidades é a hemorragia nas articulações, causando hemartroses,

raramente com osteólise do osso adjacente. Na biopsia sinovial, os achados são hemorragia intersticial, alguma desorganização da membrana basal vascular e, apesar da presença de muitos fibroblastos grandes, pouca formação de colagénio. Uma vez que o ácido ascórbico é necessário para a biossíntese do colagénio, um requisito para a formação normal do osso, o escorbuto pode contribuir para a osteoporose e, pelo menos teoricamente, a dor do escorbuto pode ocasionalmente resultar de fracturas, especialmente em pessoas com ossos anormais pré-existentes, como as mulheres pós-menopáusicas .[22]

MANIFESTAÇÃO ORAL[22, 14]

Lind descreveu os achados gengivais: "As gengivas... ficam com comichão, incham e têm tendência a sangrar à mais suave fricção. O seu hálito é... ofensivo; e quando se olha para a boca, as gengivas apresentam uma vermelhidão lívida invulgar, são moles e espinhosas". Quando os doentes são edêntulos, não ocorrem anomalias gengivais, e estas tendem a desenvolver-se mais proeminentemente em doentes com má higiene oral e doença periodontal.

Os dentes podem soltar-se devido a uma doença dentária subjacente ou à absorção secundária do osso alveolar devido ao próprio escorbuto. Os achados gengivais são mais marcantes na gengiva interdental e marginal, que se tornam vermelhas, lisas, inchadas e brilhantes. Mais tarde, as gengivas tornam-se arroxeadas, por vezes mesmo negras e necróticas, o epitélio marginal desintegra-se, afastando-se dos dentes; e as gengivas sangram frequentemente de forma espontânea ou após pequenos traumatismos, especialmente nas papilas interdentárias.

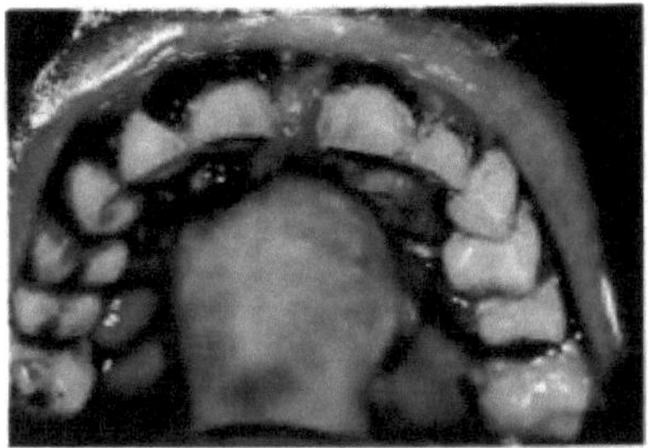

Fig. 60: Escorbuto das gengivas (apresentação clínica grosseira). As gengivas estão inchadas, flácidas, edematosas e hiperplásicas com ulceração e hemorragia.

CARACTERÍSTICAS HISTOLÓGICAS

As caraterísticas histológicas incluem vasos sanguíneos subepiteliais dilatados, que são finos e ingurgitados, e extravasamento de eritrócitos para o tecido circundante em áreas de hemorragia[14]

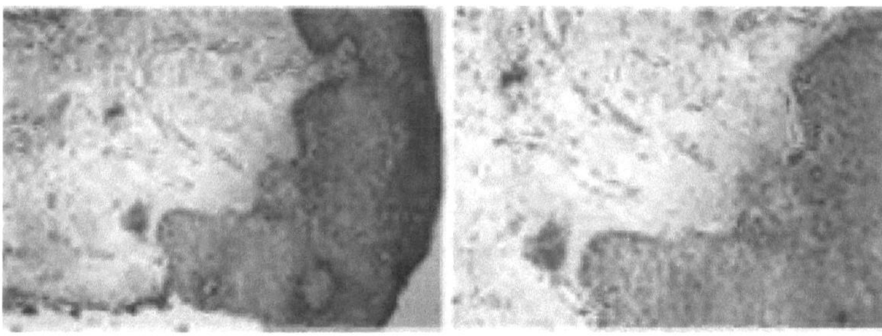

TRATAMENTO[22]

As curas do escorbuto ocorreram com apenas 6,5 mg de ácido ascórbico por dia, mas uma dose que corrige o défice e repõe rapidamente as reservas corporais é de 100 mg 3 vezes por dia. As manifestações do escorbuto tendem a regredir rapidamente, por vezes de forma dramática, e desaparecem em poucas semanas.

A melhoria subjectiva começa normalmente em 24 horas e a letargia, a anorexia e a dor diminuem em 2 a 3 dias. O inchaço das articulações desaparece em poucos dias.

A tonalidade arroxeada das lesões cutâneas empalidece rapidamente e depois desaparece em 2 a 4 semanas, deixando áreas de pigmentação castanha que desaparecem lentamente. A hiperqueratose diminui em 1 a 2 semanas e, em 4 semanas, os pêlos já se desenrolaram, voltando ao seu aspeto normal. As gengivas mudam de púrpura para vermelho em 1 a 2 semanas, com uma resolução mais gradual do edema gengival, sendo a recuperação completa aparente aos 3 meses. Com exceção da perda de dentes, não ocorrem danos permanentes devido ao escorbuto. Naqueles cuja anemia se deve apenas à deficiência de vitamina C, a contagem de reticulócitos aumenta substancialmente em 10 dias e o hematócrito volta ao normal em poucas semanas.

RESUMO

O colagénio tem sido estudado extensivamente por um grande número de laboratórios de investigação desde o início do século XX. Os colagénios são as principais glicoproteínas fibrosas presentes na matriz extracelular e no tecido conjuntivo, como os tendões, a cartilagem, a matriz orgânica do osso e a córnea, e mantêm a resistência destes tecidos. O colagénio tem uma estrutura triplohelicoidal. Esta molécula consiste na repetição de aminoácidos invulgares: 35% de glicina, 11% de alanina, 21% de prolina e hidroxiprolina. É inevitável que os efeitos indesejáveis das alterações moleculares na estrutura desta proteína fibrosa possam afetar muitos sistemas do corpo humano, desde o sistema nervoso central até aos sistemas músculo-esquelético e cardiovascular. As doenças do colagénio podem afetar diferentes sistemas, como o sistema cardiovascular ou ocular, o que torna estas síndromes muito importantes. A importância dos colagénios ficou claramente definida após os estudos das doenças hereditárias do colagénio. As mutações que alteram a dobragem da tripla hélice resultam em doenças genéticas identificáveis, tais como Osteogénese imperfeita, síndromes de Ehlers-Danlos, síndrome de Alport, síndrome de Stickler, alguns subtipos de epidermólise bolhosa, síndrome de Marfan, alguns distúrbios auto-imunes como lúpus eritematoso sistémico, esclerodermia, síndrome de sjogren e outros distúrbios como osteopetrose, aneurismas arteriais, osteoartrite e doenças do disco intervertebral.

Nos últimos anos, apesar da crescente informação obtida sobre a estrutura e a síntese do colagénio, as bases genéticas e moleculares das doenças do colagénio, que ainda são aceites como síndromes clínicas não tratáveis ou não curáveis, permanecem indeterminadas. Para além de ter a oportunidade de compreender numerosas doenças moleculares, os testes bioquímicos progressivos, os resultados moleculares e também os recursos tecnológicos facilitarão a explicação dos processos sistemáticos e fisiopatológicos. Os estudos moleculares ajudarão a explicar as diferentes síndromes e entidades clínicas que são classificadas nos mesmos grupos. No futuro, será possível tratar estes doentes e melhorar a qualidade da sua vida quotidiana.

BIBLIOGRAFIA

1 . Minor RR: **Uma comparação entre as doenças do colagénio e as doenças que afectam o colagénio.** *Am J. Pathology*. 1980; 98:227-281

2 . Bartold P. Mark: **Biology of periodontal connective tissue**, (1st ed) USA: Quintenssence, 1998: p73-90

3 . Mescher AL tecido conjuntivo, In: **Junquiera's Basic Histology**, (12th ed) USA: McGraw-Hill companies 2010: 86-108

4 . Yalovac A, Uslu NN: **Colagénio e doenças do colagénio**. FABAD. *J.pharma.sci*, 2007; 32:139-144

5 . Myllyharju J, Kivirrikko KI: **Colagénio e doenças relacionadas com o colagénio**. *Ann Med* 2001; 33(1):7-21

6 . Sandhu V Simarpreet, Gupta Shruti, Bansal Himanta, Singla Kartesh: **Colagénio na saúde e na doença**. *J orofacial* res.2012; 2(3):153-159

7 . Clough PW: **Doenças do Colagénio**. *Ann.Intern.Med.*1955; 42(1):209-213

8 . Rich A e Crick F.H.C: **A estrutura do colagénio**. *Nature.*1955; 176:915-916

9 . Bunim J J e Black R.L: **doença do tecido conjuntivo (colagénio)**. *Ann. Rev of Med.*1957; 8:389-406

10 Chazan JA e Mistilis SP: **A fisiopatologia do escorbuto**: um relato de sete casos. *Am. Med* 1963; 34:350-358

11 Fietzek PP, Rexrodt FW, Wendt P, Stark M e Kuhn Klaus: **A estrutura covalente da sequência de aminoácidos do péptido alfa1-CB6-C2.Eur.**

*J.Biochem.*1972; 30:163-168

12 Pope FM e Nicholis A.C: **Anomalias moleculares do colagénio** *J. Clinic Path.* 1978; 30(12):95-104

13 Pinnell SR: **Defeitos moleculares na síndrome de Ehler-Danlos.** *J.Inv. Dermat* 1982; 79(1):90s-92s

14 Touyz LZG: Vit C, **Oral Scurvy and Periodontal disease**. *S Afr Med J* 1984; 65:838-842

15 Youtsler DA: **Síndrome de Marfan: revisão clínica e tratamento atual** *J of pediatric orthopedics* 1987; 7(5):546-552

16 Byers PH, Bonadio JF, Cohn DH, Starman BJ, Wenstrup RJ e Willing MC: **Osteogénese imperfeita: a base molecular da heterogeneidade clínica**. *Anais da Academia de Ciências de Nova Iorque* 1988; 543:117-128

17 Rhodus N.L e Johnson DK: **The prevalence of oral manifestation of systemic lupus erythematosus.** Quintessence 1990; 21(6): 461-465

18 Ooshima Takashi, Abe Keiko, Kohno H, Izumitani Akri e Sobue Shizuo: **Manifestação oral da síndrome de Ehler-Danlos tipo VII: exame histológico de um dente primário**. *Academia Americana de Odontopediatria* 1990; 12(2):102-106

19 Gingrass D: **Degeneração da articulação temporomandibular na síndrome de Alport: revisão da literatura e relato de caso**. *J Orofacial pain* 1993:7;307-310

20 Dalgleish Raymond: **O banco de dados de mutações do colagénio tipo I humano**. *Nucleic acida Res* 1997 25(1):181-187

21 Kadler KE, Holmes DF, Trotter John A e Chapman John A: **Formação de fibrilhas de colagénio.** *Biochem.J.* 1996: 316;1-11

22 Hirschmann JV e Raugi Gregory J: **Adult Scurvy**. *J. Am Acad Dermatol.*1999; 41(6); 895-906

23 Manoussakis MN: **Síndrome de Sjogren** *Enciclopédia Orphanet,* nov. 2001.

24 Ottani V, Raspanti M, Ruggeri A: **Estrutura do colagénio e implicações funcionais**. *Micron* 2001; 32(3): 251- 260

25 Furga SA, Bonafe Luisa, Rimain DL: **Classificação patogenética molecular das desordens genéticas do esqueleto**. *Am. J. Med Fenet* 2001; 106:282-293

26 . Vlachoyiannopoulous PG: **Esclerose Sistémica** *Orphanet enciclopédia Nov 2001*

27 Bolstad Anne Isine e Jonsson Roland: **Aspectos genéticos da síndrome de sjogren** *Arthritis Res* 2002;4:353- 359

28 Roughley PJ, Rauch F e Glorieus FH: **Osteogenesis imperfecta clinical and molecular diversity.** *Eurp cells and materials* 2003;5:41- 47

29 Gelse K, Poschi E e Aigner T : **Estrutura e função do colagénio e biossíntese.** *Adv.*

Drug delivery review 2003; 55: P531- 1546

30 Venkateshwar V, Vaiya Ashima, Roy Partho e Sampat Sangeeta: **Osteopetrose.** *MJAFI* 2003; 59: 344-346

31 Hudson Billy G, Tryggvason karl, Sundaramoorthy munirathinam e Neilson EG: **Síndrome de Alports, síndrome de Good pasture e colagénio tipo IV**. *N. Engl J Med* 2003; 348: 2543-56

32 Mahajan Sanjay K , Sud Sumeet, Sood BR, Patial RK, Prashar Neelam e prashar BS: **Síndrome de Alport** *JIACM* 2003; 4(4): 337- 339

33 .Rose PS levy HP, Liberfarb RM et al: **Síndrome de Stickler caraterísticas clínicas e critérios de diagnóstico** *Am J Medical genetic* 2005; 9999 : 1- 9

34 Eyre DR e Wu JJ: **Ligação cruzada de colagénio.** *Top Curr Chem* 2005; 247: 207- 229

35 Sanches Karina, Queiroz AM, Freitas AC, Serrano KV: **Caraterísticas clínicas, achados odontológicos e manejo do atendimento odontológico na OI**: *J. Clin Pediatr Dent* 2005; 30(1): 77- 82

36 Rangasetty Uc Karnath BM: **Sinais clínicos da síndrome de Marfan**. *Turner white communications Inc, Wayne, PA*: PP 33- 38

37 Johnston BA, Occhipinti KE, Baluch Amir, Kaye AD: **Síndrome de Ehlers Danlos: complicações e soluções no que respeita à gestão anestésica** *M.E.J Anesth* 2006; 18(6): 1171- 1184

38 Manson JJ e Rahman Anisur: **SLE**. *Orphanet Journal of rare disease* 2006, 16

39 Yen JL, Lin SP, Chen MR, Niu DM: **Caraterísticas clínicas da SDE**. *J. Formos Med Ass* 2006; 105(6): 475- 480.

40 Kadler KE, Baldock Clair, Bella Jordi e Handford Raymond P: **Collagen at glance**. *J of cell science* 2007;120:1955-1958

41 Lourenco SV, Carvalho FRG, Boggio Paula, Sotto MN, Vilela MAC: **Lúpus eritematoso estudo clínico e histopatológico das manifestações orais e perfil imunohistoquímico do infiltrado inflamatório** *J Cutan Path* 2007;34:558-564

42 Lam DK, Sandor George KB, Holmes HI, Carmicheal RP: **Doença do osso de mármore: Uma revisão da osteopetrose e as suas implicações para o dentista.** *JCDA*

2007;73(9):839-843

43 Cazal Claudia, Sobral A, Neves.R, Filho Franciso, Cardos AB: **Queixa oral na esclerose sistémica progressiva: Relato de dois casos.** *Med Oral Pathol Oral Cir Buccal* 2008;13(2):E114-118

44 Parapia LA, Jcakson Carolyn: **Ehlers Danlos Sistémico - Uma revisão histórica** *British J of Hematology* 2008;141:32-35

45 Simonsen MM, Apparecida Maria, Vilela C, Rivitti EA et al: **Lesão oral no lúpus eritematoso: correlação com lesão cutânea**. *Eur J Derma* 2008;18(4):376-81

46 Toygar Huslu, Toygar Okan, Guzeldemir Ersa, Cilasun Ulkem, Nacar Ahmet, Bal Nebil: **Síndrome de Alport: Importância da biopsia gengival no diagnóstico inicial e avaliação periodontal após transplante renal**. *J. Applied Oral Sci.* 2009; 17(6):623-9

47 Munoz MM, Bagan JV, Poveda, Sarrian Gracia: **Síndrome de Sjogren da cavidade oral: Uma revisão e atualização.** *Med Oral Patol Oral Cir Buccal* 2009;14(7) E325- 330

48 Stark Zornita e Savarirayan Ravi: **Osteopetrose**. *Orphanet Journal of rare disease* 2009, 4-5

49 Pourshahidi S, Ekrahimi H, Zenouz AT, Tadbir AA: **Manifestação oral da síndrome de Ehlers Danlos e apresentação de um caso.** *IRCMJ* 2009;11(2):206-209

50 Gonzalez CS, Jares RP e Atlanis JC: **Epidermólise bolhosa congénita: uma revisão** *Actas Dermosifiliogr.*2009;100:842-56

51 Yuan Shi-Min, Jing Hua: **Síndrome de Marfan: uma revisão**. *São Paulo Med J* 2010; 128(6):360-6

52 Fine Jo-David: **Epidermólise bolhosa hereditária**. *Fine Orphanet J Of Rare Disease* 2010; 5:12

53 Singh Param Pal, Kapoor Shekar e Bither Saurab: **Manifestação oral na esclerose sistémica progressiva: Um relatório**. *J of Dent and Oral Hygiene* 2011; 3(7):89-94

54 Bicca Eduardo, Almeida Fabiano, Pinto Giselle, Castro Luis Antinio: **Síndrome de Ehlers Danlos clássica: Aspeto clínico, histológico e ultra-estrutural.** *An Bras Derma.*2011; 86(4):s164-s167

55 Kakadia Nimisha e Kanaki Niranjan: **Síndrome de Ehlers Danlos - uma visão geral**.

J. Chem Pharm.Res 2011; 3(3)98-107

56 Jagadish Rekha, Mehta Dhoom Singh, Jagadish P: **Manifestações orais associadas à esclerose sistémica: Uma série de casos e uma revisão.** *J da sociedade indiana de peridontologia* 2012; 16(2):271-274

57 FR Poornima, L Ashok, Anniger RageshwariG: **Esclerose sistémica progressiva: um relato de caso com uma caraterística radiográfica incomum.** *J de relato de caso* 2013; 3(2):280- 285

58 Fortuna Giulio e Brennam MT: **Lúpus eritematoso sistémico: Epidemiologia, fisiopatologia, manifestação e tratamento**. *Dent.Clin N.America* 2013; 57:631-655

59 Micheal H. Ross: **Histologia. A text and atlas with correlated cell and molecular biology** (5th ed) Lippincott p: 149-157

60 Bormstein P: **The biosynthesis of collagen**. *Annu Rev Biochem* 1974; 43:567-603

61 . Fessler JH, Fessler LI: **Biossíntese do procolagénio**. *Annu Rev Biochem* 1978; 47:129-162

62 Kivirikko KI, Risteli L: **Biossíntese de colagénio e suas alterações em estados patológicos.** *Med Biol* 1976; 54:159-186

63 Olsen BR, Berg RA: **Processamento pós-traducional e secreção de procolagénio em fibroblastos.** *Proc Br Soc Exp Biol* 1979; 33:57-78

64 Kivirikko KI, Shudo K, Sakakibara S, Prockop DJ: **Estudos sobre a lisina hidroxilase do protocollagénio: hidroxilação do péptido sintético e descarboxilação estequiométrica do a-cetoglutarato.** *Biochem.* 1972;11:122-129

65 Uitto J, Lichtenstein JR: **Defeitos na bioquímica do colagénio em doenças do tecido conjuntivo.** *J Invest Dermatol* 1976; 66:59-79

66 Uitto J, Prockop DJ: **Molecular defects in collagen and the definition of "collagen disease", The Molecular Pathology**. Editado por RA Good, SB Day, Y Junis. Springfield, Ill, Charles C Thomas, 1975, pp 670-688

67 Kao WW-Y, Berg RA, Prockop DJ: **Cinética da secreção de procolagénio por células tendinosas recentemente isoladas.** *J Biol Chem* 1977; 252:8391-8397

68 Gross J: **Biologia do colagénio: Estrutura, degradação e doença**. *Harvey Lect* 1974; 68:351-432

69 Perez-Tamayo R: **Patologia da degradação do colagénio**. *Am J Pathol* 1978; 92:509-566

70 Ramachandran GN, Reddi AH (Eds): **Biochemistry of Collagen**. Nova Iorque, Plenum Press, 1976

71 Berg RA, Prockop DJ: **A transição térmica de uma forma não-hidroxilada de colagénio: evidência de um papel da hidroxiprolina na estabilização da tripla hélice do colagénio**. *Biochem Biophys Res Commun* 1973; 52:115-129

72 Kefalides NA: **Estrutura e biossíntese das membranas basais**. *Investigação em Tecidos Conectados* 1973; 6:63-104

73 Bailey AJ, Robbins SP, Balian G: **Importância biológica das ligações cruzadas intermoleculares do colagénio.** *Nature* 1974; 251:105-109

74 Sylvie Ricard-Blum: **A família do colagénio**. *Cold Spring Harb Perspect Biol* 2011; 3:a004978

75 Steven L. Bricker. **Diagnóstico oral, medicina oral e planeamento do tratamento**. 2nd ed 500-504

76 Yves Létourneau, Rénald Pérusse, Hélène Buithieu: **Manifestações orais da Síndrome de Ehlers-Danlos.** *J Can Dent Assoc* 2001; 67:330-4

77 Pope FM. **Síndrome de Ehlers Danlos**. *Bailier Clin Rhematology* 1991;5(2):321-49

78 P Beighton, A De Paepe, B Steinmann, P Tsipouras e RJ Wenstrup. *Am. J. Med. Genet.* 1998, 77, 31-37.

79 NC Voermans, BG Van Engelen. **Neuromuscul Disord.** Nov 2008, 18(11), 906, resposta do autor, 907.

80 Barrett A. Johnston, KaitlinE. Occhipinti, Amir Baluch e Alan D. Kaye: **Síndrome de Ehlers-Danlos: complicações e soluções relativas à gestão anestésica.** *M.E.J. Anesth* 2006; 18 (6), 1171-1184

81 Shafer WG, Hine MK, Levy BM: **A textbook of oral pathology** 5th ed Philadephia, WB Saunder Company; 2006 p:1147-1150

82 Chevrel Guillaume: **Osteogénese Imperfeita**. *Enciclopédia Orphanet, junho de 2004*

83 . Burnei G, Vald C, Georgescu I, Gavriliu TS, Dan D: **Osteogénese imperfeita: diagnóstico e tratamento.** *J. Am Acad Orthop Surgery*.2008;16(6):356-366

84 Zeithlin L, Fassier F, Gloreiux FH. **Abordagem moderna das crianças com Osteogénese Imperfeita** *J Ped Orthop B* 2003;12(2):77-87

85 F.S. van Dijk, J.M. Cobben, A. Kariminejad, A. Maugeri, P.G.J. Nikkels, R.R. van Rijn, G.Pals: **Osteogénese imperfeita: uma revisão com exemplos clínicos**. *Mol Syndromol* 2011 ; 2:1-20

86 Roy Morello e Paul W. Esposito. **Oesteogenesis Imperfecta** In: Yunfeng Lin, editor. Livro-texto de Oesteogénese (1ST edição). Editora In tech; 2012, p: 223-252

87 Neville BW, Damm DD, Allen CM, Bouquot JE. Patologia oral e maxilofacial. Pennsylvania: WB saunder company; 2009 p: 613 - 615

88 Shafer WG, Hine MK, Levy BM. Um livro didático de patologia oral (5th edição) Filadélfia, WB sounders company; p: 956- 958

89 . Sessa Adalberto e Meroni Mietta: **Síndrome de Alports.** *Enciclopédia Orphanet, abril de 2001.*

90 Kashtan CE: **Síndrome de Alport. Uma doença hereditária da membrana basal renal, ocular e coclear**. *Med.* 1999; 78(5)338-360

91 Suzanne B. Cassidy, Juidth E Allason: **Management of genetic syndrome**. John Wiley and son Inc.2010; capítulo 52

92. Hermann J, France TD, Spranger JW, opitz JM, Wiffler C. **The stickler syndrome birth defects** *Orig Artic Ser* 1975; 11:76-103

93. Snead Martin P, Yates john RW: **Clinical and molecular genetics of stickler syndrome**. *J med. Genetics* 1999; 36: 353- 359

94.Keyzer D e Veusteir De e R-ME Smets: **Síndrome de Stickler: uma doença subdiagnosticada. Relato de uma família.** *Bull Soc Belge Ophthalmology* 2011;318:45- 49

95.MacRae ME, Patel DV, Richards AJ, Snead MP, Tolmie J e Lee WR: **Síndrome de stickler tipo I: um estudo histológico e ultra-estrutural de um globo não tratado.** *Eye* 2006; 20; 1061- 1067

96. Síndrome de Stickler, SIP, www. Stickler org.

97. Uitto J, Pulkkinen L. **Epidermolysis bullosa in Mexico**. *Int J. Dermatology* 2000;39:433-5

98. Salas-Alanis JC, McGrath JA. **As epidermolises bolhosas distróficas em** *Gac Med Mex* 2006; 142: 29-34

99. Fine JD, Eady RA, Bauer EA et al: **The classification of inherited epidermolysis bullosa: A report of the 3rd International Consensus meeting on diagnosis and classification of epidermolysis bullosa** 2008;58:931-50

100. Mitsuhashi Y,Hashimoto I: **Anomalias genéticas e classificação clínica da EB**. *Arch dermat res* 2003;295:329-33

101. Uitto J: Epidermólise bolhosa: A base de dados de mutações em expansão. *J invest Dermat.* 2004; 123: xii- xiii

102. Bergman R. : **Dermatopatologia e genética molecular** J. Am. Acad dermat.2008;58: 452-7

103. Eady .A.J: **Epidermólise bolhosa: avanços científicos e desafios terapêuticos**. *J de dermat.* 2001; 28:638-640

104. Anil Govindrao Ghom. Livro de texto de patologia oral (2nd ed), Jaypee Publisher; 2013, p: 740-743

105. Haynes L: **Nutritional support for children with epidermolysis bullosa (Apoio nutricional para crianças com epidermólise bolhosa).** Editado por: Fine JD, Hintner H. Life with Epidermolysis Bullosa: Etiology, Diagnosis, and Multidisciplinary Care and Therapy Wien New York: Springer Verlag GmbH; 2009:258-277.

106. Mavilio F, Pellegrini G, Ferrari S, *et al*: **Correção da epidermólise bolhosa juncional por transplante de células estaminais epidérmicas geneticamente modificadas.** *Nat Med* 2006, 12:1397-1402.

107. Ferrari S, Pellegrini G, Matsui T, Mavilio F, De Luca M: **Towards a gene therapy clinical trial for epidermolysis bullosa.** *Rev Recent Clin Trials* 2006, 1:155-162.

108. Wong T, Gammon L, Liu L, *et al*: **Potential of fibroblast cell therapy for recessive dystrophic epidermolysis bullosa.** *J Invest Dermatol* 2008, 128:2179-2189.

109. Woodley DT, Remington J, Huang Y, *et al*: **Intravenously injected human fibroblasts home to skin wounds, deliver type VII collagen, and promote wound healing.** *Mol Ther* 2007, 15:628-635.

110. Tolar J, Ishida-Yamamoto A, Riddle M, *et al*: **Amelioration of epidermolysis bullosa by transfer of wild-type bone marrow cells.** *Blood* 2009, 29:1167-1174.

111. Remington J, Wang X, Hou Y, *et al*: **Injection of recombinant human type VII collagen corrects the disease phenotype in a murine model of dystrophic epidermolysis bullosa.** *Mol Ther* 2009, 17:26-33.

112. Fine J-D: **Epidermolysis bullosa: a genetic disease of altered cell adhesion and wound healing, and the possible clinical utility of topically applied thymosin b4.** *Ann NY Acad Sci* 2007, 1112:396-406.

113. Shafer WG, Hine MK, Levy BM. Um livro de patologia oral (5 edição) Filadélfia, WB sounders company; 958-960

114. Canadas Victoria, Vilacosta Isidre Bruna Isidora e Fuster Valentine: **Síndrome de Marfan. Parte I: fisiopatologia e diagnóstico** *Nat Rev Cardiol* 2010 ; 7: 256- 265

115. Keane M.G e Pyeritz RE: **Gestão médica da síndrome de Marfan.** Circulação 2008; 117; 2802- 2813

116. Ropes MW: **Systemic lupus erthematosus**, Cambridge mass Harvard university press 1976

117. Manson JJ, Isenberg DA. **A patogénese do LES**. *Neth. J med* 2003;61:343- 346

118. Shklar G, McCarthy PL: **A lesão oral do lúpus eritematoso discoide**. *Arch dermat* 1978; 114-1031

119. Bertsias GK, Salmon JE, Boumpas DT. **Therapeutic opportunities in SLE: state of art and prospect for the new decade**. *Ann. Rheum disease* 2010; 69:1603-11

120. Tench CM, McCurdie I, White PD, D'Cruz DP: **A prevalência e a associação da fadiga no LES**. *Remuta (oxford)* 2000; 39:1249-1254

121. Sultan SM, Begum S, Isenberg DA: **Padrões de prevalência da doença e resultados em doentes com LES que desenvolvem problemas hematológicos graves** *Rhemuta (oxford)* 2003; 42: 230- 234

122. Shafer WG, Hine MK, Levy BM. Um livro de patologia oral (5 edição) Filadélfia, WB sounders company; 785-789

123. Gilliland BC: Esclerose sistémica, Harisson Principle of Int. Med, Fauci AS, Braunwald E, Isselbacher KJ, Wilson JD, Martin JB, Kasper DL, 14th edition new York, McGraw- hill, 1998; 314: 1888 - 1890

124. Anil Govindrao Ghom. Livro de texto de patologia oral (2nd ed), editora Jaypee; 2013, p:761- 762

125. Anil Govindrao Ghom. Livro de texto de patologia oral (2nd ed), editora Jaypee; 2013, p: 243 - 249

126. Nakamura H, Kawakami A, Eguchi K: **Mecanismo de produção de auto-anticorpos e relação entre auto-anticorpos e manifestações clínicas na síndrome de sjogren**. *Transl res* 2006; 148: 281- 8

127. Von Bultzingslowen I, Sollecito TP, Fox PC, Sollecito TP , Daniel T, Jonson R, Lockhart PB et al : **Associação de disfunção salivar com doença sistémica: revisão sistemática e recomendação de gestão clínica** Oral cirurg. Oral med Oral path. Oral Radiol Endo 2007; 103:S57. El- 15

128. http://www.med.usyd.edn.au/rheumato/reum-PDF ensino/ Sjogren. Pdf

129. Manolagas SC: **Nascimento e morte de células ósseas: mecanismos reguladores básicos e implicações para a patogénese e tratamento da osteoporose**. *Endocr Rev* 2000, 21:115-137.

130. Walker DG: **O clássico: Osteopetrose curada por parabiose temporária**. *Clin Orthop Relat Res* 1982:2-3.

131. Doffinger R, Smahi A, Bessia C, Geissmann F, Feinberg J, Durandy A, Bodemer C, Kenwrick S, Dupuis-Girod S, Blanche S, et al: **X-linked anhidrotic ectodermal dysplasia with immunodeficiency is caused by impaired NF- kappaB signaling**. *Nat Genet* 2001, 27:277-285.

132. Yoshida H, Hayashi S, Kunisada T, Ogawa M, Nishikawa S, Okamura H, Sudo T, Shultz LD, Nishikawa S: **A mutação murina osteopetrose encontra-se na região de codificação do gene do fator estimulador de colónias de macrófagos.** *Nature* 1990, 345:442-444.

133. Sobacchi C, Frattini A, Guerrini MM, Abinun M, Pangrazio A, Susani L, Bredius R, Mancini G, Cant A, Bishop N, et al: **Osteopetrose humana pobre em osteoclastos devido a mutações no gene que codifica RANKL.** *Nat Genet* 2007, 39:960-962.

134. Dolberg OJ, Ellis Avishay : **Scurvy in the 21st century** *IMAJ* 2010; 12:183-184.

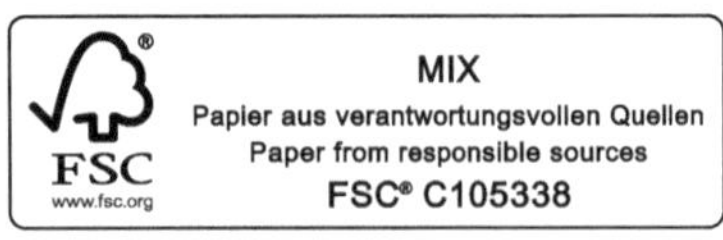

Printed by Books on Demand GmbH, Norderstedt / Germany